北京协和医院护理丛书

北京协和医院
急诊护士操作手册

史冬雷　主　编

 中国协和医科大学出版社

图书在版编目（CIP）数据

北京协和医院急诊护士操作手册／史冬雷主编.—北京：中国协和医科大学出版社，2018.7
ISBN 978 - 7 - 5679 - 0943 - 4

Ⅰ.①北… Ⅱ.①史… Ⅲ.①急诊－护理－手册 Ⅳ.①R472.2 -62

中国版本图书馆 CIP 数据核字（2017）第 257447 号

北京协和医院急诊护士操作手册

主　　编：史冬雷
责任编辑：王朝霞

出版发行：**中国协和医科大学出版社**
（北京东单三条九号　邮编 100730　电话 65260431）
网　　址：www.pumcp.com
经　　销：新华书店总店北京发行所
印　　刷：北京瑞禾彩色印刷有限公司

开　　本：787 × 1092　　1/32 开
印　　张：8.5
字　　数：120 千字
版　　次：2018 年 7 月第 1 版
印　　次：2018 年 7 月第 1 次印刷
定　　价：36.00 元

ISBN 978 - 7 - 5679 - 0943 - 4

北京协和医院急诊护理操作手册

顾　问：吴欣娟

主　编：史冬雷

副主编：周文华　　周　瑛

编　委：周　瑛　　黄静雅　　张　晨　　周晓梅

　　　　李　红　　冯　媛　　战　楠　　张慧瑛

　　　　孙　琦　　张　靓　　孟凡姣　　宋　晨

　　　　刘晓颖　　王晶晶　　孙鹏玉　　周文华

　　　　明亚燃　　宁昱琛　　刘梦琦

摄　影：孙　峰　　孙　琦

序

随着优质护理服务的全面开展及不断深入，护理学科快速发展，诊疗技术不断更新，对急诊护理人员的专科护理能力及水平也提出了越来越高的要求。急诊专科护理技术水平的高低不仅关系到患者安全、护理质量和患者满意度，同时也是急诊护理专科发展的重要影响因素。

急诊护士作为急诊医疗队伍的重要力量，不仅要具备敏锐的思维，快速、准确地评估和预检分诊能力、娴熟的急诊急救技术，还要有良好的突发事件应急处理能力。同时，规范的急诊工作制度和流程也是提高急诊护理工作质量的关键。北京协和医院是全国疑难重症指导中心，一直以学科齐全、技术力量雄厚和多学科综合优势等享誉海内外。协和医院于 1983 年在全国建立了第一个急诊科。急诊医护团队贯彻"高速度、高效率、高度责任感"的原则，通过建立完善的分诊制度、急诊监护制度、突发事件应急预案和绿色通道等，为广大患者提供了高质量的急诊服务，急诊综合水平始终保持国内领先。

为进一步提高急诊专科护理质量和操作水平，

指导广大急诊护士规范运用专业技能，北京协和医院的临床护理专家们以最新的护理理念和最佳救治策略为基础，融入先进的管理思想与规范，编写了这本《急诊护理操作手册》。本书涵盖了近70项护理技术操作，对目前急诊科临床护理工作中各项常见护理操作的评估、物品准备、操作步骤、指导要点、注意事项等内容进行了全面的阐述。内容翔实、文字精练、图文并茂、重点突出，协和特色鲜明，具有较强的科学性、实用性和可操作性。我们期望本书能够为急诊护士队伍的规范化培训提供指导与借鉴，为提升我国急诊专科护理质量做出应有的贡献。

书籍编写过程中得到了各级领导和专家的高度重视和鼎力支持，在此表示衷心的感谢！本书各位编写人员秉承严谨负责的态度，在编写过程中参考了大量文献和资料，付出了心血和智慧。但限于编写水平，书中难免有疏漏和不妥之处，敬请广大护理同仁批评指正。

吴欣娟

2017 年 11 月于北京

1979 年国际上正式承认急诊医学为医学领域中第 23 门专科。1983 年北京协和医院急诊科独立编制建科，是中国急诊医学发展的标志性事件。急诊医学经过 30 余年的风风雨雨、几代人的努力与坚持，已发展为一门相对成熟的专业学科。

随着急诊医学的发展，急诊护理队伍也不断地壮大，急诊护理作为一门专科有着自己专业的特点。急诊护理涵盖范围广，包括创伤、突发急症和危重症病的急救和护理等。需要急救的疾病通常累及多个系统和多个器官，具有急、危、重、难等特点。需要护理人员要有熟练的预检分诊能力、护理操作技能、急危重症抢救能力、观察病情的能力等。因此，急诊护理人员需要规范化、专业化的指导。

北京协和医院的护理工作传承着三基三严的优良传统，有严格的规章制度、规范的护理操作和严谨的治学态度。北京协和医院自建院之初，就逐渐完善了各科护理常规，规范护理技术操作。规范的护理技术操作是优质护理的基础，是完成患者治疗的基本技能，为此，我院急诊护理人以多年的临床工作经验为基础，编著了《北京协和医院急诊护士操作手册》，本书紧密结合临床护理工作，通俗易懂，图文并茂可操作性强，方便临床护理人员查阅。

希望通过这本书让大家抓住临床护理操作的关键点，切实为患者解决实际问题。北京协和医院急诊科本着以患者为中心的指导思想，为患者提供优质周到的护理，希望大家能够传承这一中心思想。本书适于急诊科专科护士、新护士、护士学生和进修护士阅读。

感谢各级领导对本书的高度重视和支持。感谢各位编委在本书编写过程中付出的努力，高效地完成编写任务。感谢中国协和医科大学出版社对本书的指导和帮助。

需要说明的是，由于本书编写者学识、能力有限，难免存在不妥和错误之处，敬请广大护理同仁批评指正。

编者

2018 年 5 月

目　　录

第一章
基础操作

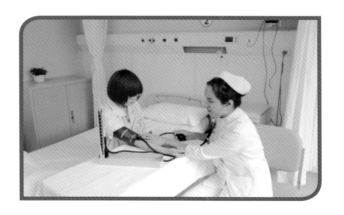

第一节 体温测量法

一、操作目的

1. 了解患者体温情况，判断有无异常。

2. 动态监测患者体温变化，分析热型及伴随症状。

3. 为诊断、预防、治疗及采取处置措施提供依据。

二、准备用物

治疗盘内装有已消毒的体温计、消毒纱布，有定时器、记录本；测肛温时需备润滑油、棉签、卫生纸。

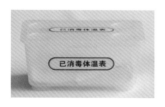

▶图 1-1 已消毒体温计

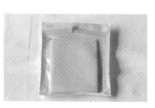

▶图 1-2 消毒纱布

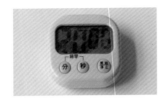

▶ 图 1-3　定时器

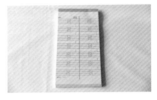

▶ 图 1-4　记录本

三、操作步骤

1．洗手。

2．检查体温计是否完好。

3．备齐用物携至床旁，向患者解释测体温的目的，并取得患者的配合。

4．协助患者采用舒适姿势。

5．根据患者的病情、年龄选择合适的体温测量方法。

（1）测腋下温度（腋温）：

1）用纱布擦干患者腋下汗液。

2）体温计置于患者腋下并贴紧皮肤，避免脱落。

3）10 分钟后取出。

（2）测口腔温度（口温）：

1）将水银端斜放于患者舌下热窝，嘱患者闭口用鼻呼吸，勿用牙咬体温计。

2）3 分钟后取出。

（3）测直肠温度（肛温）：

1）将凡士林润滑剂涂在肛表前端。

2）患者取侧卧屈膝位或仰卧位，露出肛门，将肛温计的水银端轻轻插入肛门 3～4cm，并用手轻轻提着体温计的另一端。

　　3）3 分钟后取出，为患者清洁肛周。

　　4）用消毒纱布擦拭体温计。

　6. 读取度数，记录患者体温。

　7. 整理用物，体温计消毒，备用。

　8. 洗手，将患者体温绘制于体温单上。

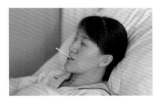　　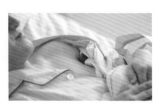

▶ 图 1-5　测量口温　　　　▶ 图 1-6　测量腋温

四、重点说明

　　1. 若测体温前 15～30 分钟进食过冷、过热食物或进行运动，应休息 30 分钟后再测。

　　2. 测量前，检查体温计有无破损，水银柱甩至 35℃ 以下。

　　3. 不宜测腋温的情况：患者极度消瘦，腋下有创伤、手术、炎症，肩部关节损伤者，双侧腋下正在使用冰袋降温者。

　　4. 为婴幼儿、意识不清或不合作的患者测温时，护理人员应守候在患者身旁，以免发生意外。对婴幼儿、昏迷、躁狂等不能配合治疗的人禁测口温。

5．腹泻患者，有肛门、直肠疾病或手术的患者，心肌梗死患者不宜测肛温；坐浴或灌肠后要过30分钟后才能测肛温。

6．如测量口腔温度时不慎咬破温度计，应立即清除口腔内玻璃碎片，再口服蛋清或牛奶延缓汞的吸收。若情况允许，服富含纤维食物以促进汞的排泄。

7．传染疾病患者的体温计专人专用，避免交叉感染。

知识拓展

1．体温调节中枢部位位于丘脑下部。丘脑下部靠前区域为散热中枢，靠后侧区域为产热中枢。

2．体温的散热方式　辐射散热、传导散热、对流散热、蒸发散热。

3．正常人口腔温度（又称口温）为36.2～37.2℃，腋窝温度较口腔温度低0.2～0.5℃，直肠温度（也称肛温）较口腔温度高0.2～0.6℃。1天之中，清晨2～5时体温最低，下午5～7时最高，但1天之内温差应小于0.8℃。

第二节　脉搏测量法

一、操作目的

1．了解患者脉搏情况，判断有无异常。

2．动态监测患者测脉搏变化，间接了解患者心脏状况。

3．为诊断、预防、治疗及采取处置措施等提供依据。

二、准备用物

有秒针的表、记录本、必要时备听诊器。

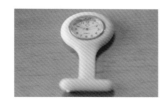

▶图 1-7　带秒针的表

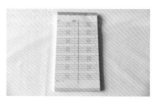

▶图 1-8　记录本

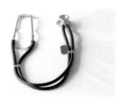

▶图 1-9　听诊器

三、操作步骤

1．洗手。

2．向患者解释脉搏测量的方法及目的，取得配合。

3．协助患者采取舒适姿势，手臂轻松置于床上或桌面。

4．护士以示指、中指、无名指的指端按压桡动脉，力度适中，以能感觉到脉搏搏动为宜。

5．一般测量 30 秒，再乘以 2，为 1 分钟脉搏次数。

6．如发现患者脉搏异常，应请其他护士核实。

7．记录脉搏测量结果。正常成人脉搏为 60～100 次/分，如有异常及时通知医生处理。

8．洗手，将所测数值绘制于体温单上。

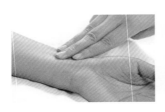 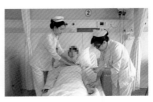

▶ 图 1-10　测量脉搏　　　　▶ 图 1-11　测量脉搏短绌

四、重点说明

1．测量脉搏短绌　由两名护士同时进行测量，一人听诊心率，一人测量脉率，由听诊心率的护士发出口令同时开始测量，时间为 1 分钟。记录形式为"心率/脉率"。若心率/脉率 >1，则称脉搏短绌。

2．偏瘫患者需要选择健侧肢体进行测量。

3．患者如有紧张、恐惧、哭闹等情绪，需稳定后测量。剧烈运动后休息 15～30 分钟再测量。

4．颞动脉、颈动脉、股动脉等均可测。若脉搏跳动不规则，应测 1 分钟。

5. 不可用拇指诊脉，拇指小动脉搏动较强，易与患者的脉搏混淆。

知识拓展

异常脉搏观察的内容：脉搏的速率、节律、脉搏强弱有无改变，动脉壁的弹性和动脉走行深浅有无异常及患者的心理反应。

脉搏短绌是由于心跳收缩无力，搏出的血量过少，以致不能引起周围动脉搏动所致。这种情况可见于心脏早搏，但最多见于心房纤颤。心房纤颤时心室搏动极不规则，发生的过早的心脏搏动也和过早发生的早搏一样，由于心搏出量少而引起脉搏脱漏，而且心房纤颤的心跳越快，脉搏短绌越明显。

正常成人脉搏为 60～100 次/分，婴儿 120～140 次/分，幼儿 90～100 次/分。

第三节 呼吸测量

一、操作目的

1. 了解患者呼吸状况，判断有无异常。

2. 记录患者呼吸频率。

3. 动态观察患者呼吸变化，判断患者呼吸功能情况。

4. 为诊断、治疗及采取处置措施提供依据。

二、准备用物

有秒针的表、记录本、笔，必要时准备少量棉花。

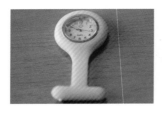

▶ 图 1-12　有秒针的表

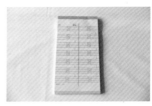

▶ 图 1-13　记录本

三、操作流程

1．护士保持把脉姿势。

2．观察患者胸腹，一起一伏为一次呼吸，测量 30 秒再乘以 2。

3．记录患者呼吸频率并绘制在体温单上。如呼吸频率不在正常值范围内，或者有较大变化时，及时告知医生。

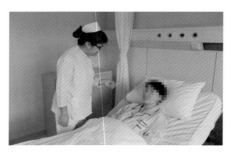

▶ 图 1-14　测量患者呼吸

四、重点说明

1. 注意患者呼吸的深浅、节律、型态及有无声音、特殊气味等，若呼吸不规律或婴幼儿应测1分钟。

2. 呼吸微弱患者，用少量棉花置其鼻孔前，观察棉花被吹动的次数。

3. 观察过程不要让患者察觉，以免影响测量结果。呼吸增快常见于：发热、心肺疾患、贫血、甲亢等。呼吸减慢常见于：颅压增高、镇静与麻醉药用量过大、中毒等。

知识拓展

呼吸的正常范围：成人16~20次/分，儿童30~40次/分。

第四节　血压的测量

一、操作目的

1. 测量患者血压，判断有无异常。

2. 动态监测患者血压变化，间接了解患者循环系统的功能状况。

3. 为诊断、预防、治疗及采取处置措施提供依据。

二、准备用物

血压计、听诊器、记录本、笔。

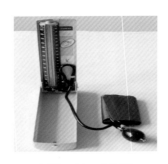

▶图 1-15　血压计

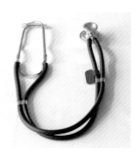

▶图 1-16　听诊器

三、操作步骤

1. 洗手。

2. 检查血压计，备齐用物至患者床旁。核对患者身份，向患者解释测量血压的目的、方法及注意事项，取得配合。

3. 协助患者采取坐位或卧位，保持血压计零点、肱动脉与心脏同一水平。

4. 打开血压计开关，驱尽袖带内空气，平整地缠于患者上臂中部。

5. 保持视线与血压计刻度平行。

6. 戴上听诊器，将其膜面置于患者肱动脉搏动处，并固定。

7. 向袖带内打气至肱动脉搏动音消失再升高 20～30mmHg，然后慢慢放气。

8. 当听到第 1 搏动音时，汞柱所指示的刻度为收缩压（mmHg）。

9. 继续放气，当搏动音突然变弱或消失，汞柱所指示的刻度为舒张压（mmHg）。

10. 测量完毕，解开袖带，排尽余气，将水银血压计向右倾斜45°，待水银流回水银槽后，关闭水银槽开关，关上血压计盒盖。

11. 协助患者取舒适卧位。

12. 整理用物，洗手。

13. 记录血压数值。如果测量的结果过高或者过低，变化较大时，及时告知医生。

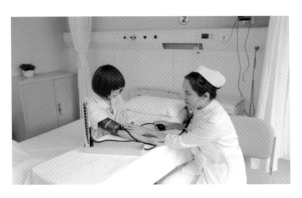

▶ 图 1-17 坐位测量血压

四、重点说明

1. 测血压前患者应先休息 5～10 分钟，运动后则须休息半小时再测，以消除劳累或紧张因素对血压的影响。测量前，确认水银柱液面位于刻度零点，并根据患者测量部位粗细程度，选取袖带规格。

2. 松紧以能放入 1 指为宜，下缘距肘窝 2～3cm。

3. 如需测量下肢血压，应选择腘动脉。

4. 偏瘫患者应取健侧肢测量。

5. 充气不可过猛、过高，防止水银外溢。同时放气不可过快，水银柱下降速度每秒 2～4mmHg 为宜。

6. 若血管状态正常，则两次血压相差数值应在 5mmHg 以内。

7. 18 岁以上成年人理想血压 <120/80 mmHg，成年人正常血压为 <130/85 mmHg。

高血压分期：

Ⅰ期（轻度）高血压：血压为 140～159/90～99 mmHg；

Ⅱ期（中度）高血压：血压为 160～179/100～109 mmHg；

Ⅲ期（重度）高血压：血压为 ≥ 180/110 mmHg。

8. 血压计应定期检测、校对，确保准确性。

9. 应保持血压计零点、肱动脉与心脏同一水平。若肱动脉高于心脏水平，测得血压值偏低；若肱动脉低于心脏水平，测得血压值偏高。

10. 必要时，需要脱去患者衣袖测量血压，以免衣袖过厚、过紧，阻碍血流，影响血压测量值的准确性。

11. 袖带缠好后，松紧以能放入1指为宜。缠得过松，充气后袖带呈现气球状，与患者手臂接触面积变小，使血压测量值偏高；袖带缠得过紧，未注入空气时，手臂实际已开始受压，使血压测量值偏低。

12. 将听诊器的胸件膜面置于患者肱动脉搏动处时，不要将胸件塞入袖带内，以免局部受压较大，或者听诊时造成杂音干扰。

13. 测量下肢血压时，可采取仰卧位、俯卧位或侧卧位，使腘动脉与心脏同一水平，一般不采用屈膝仰卧位。测量下肢血压时，记录时应注明。

14. 读取数值时，保持视线与血压计水银柱凹面平行。视线低于水银柱凹面，读数偏高；反之，偏低。

15. 长期观察者，做到四定（定时间、定部位、定体位、定血压计）。

知识拓展

汞外漏的处理

1. 首先开窗通风。

2. 再戴上手套用湿润的小棉棒或胶带纸将洒落在地面上的水银粘集起来，放进可以封闭的小瓶中，并加入少量的水，写明"废弃水银"等标示性文字，交给环保部门处理。

3. 对掉在地上不能完全收集起来的水银，可以撒些硫磺粉，以降低水银的毒性。

4. 千万不要把收集起来的水银倒入下水道，以免污染水源。

第五节　患者意识评估

一、操作目的

1. 了解患者意识状态，协助诊断。

2. 评估患者生命功能及瞳孔等变化，为实施治疗措施提供依据。

二、准备用物

患者意识评估表（glasgow coma scale，GCS）、血压计、听诊器、手电、瞳孔尺、笔等。

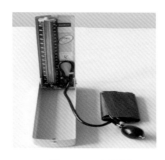

▶ 图 1-18 血压计

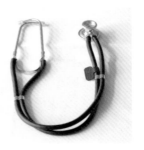

▶ 图 1-19 听诊器

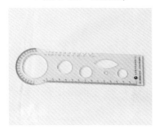

▶ 图 1-20 瞳孔尺

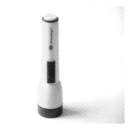

▶ 图 1-21 手电筒

三、操作步骤

1. 洗手。

2. 携带用物至患者床旁，向患者或家属做好解释，解释评估患者意识的目的及操作方法，取得合作。

3. 用 GCS 评估表，对患者逐项进行评估。

4. 测量患者的血压及体温（T）、呼吸（P）、心率（R）。

5. 测量患者的瞳孔反应。

6. 测量患者的瞳孔大小。

1）在正常光线下，使患者正视前方，利用瞳孔尺观察瞳孔大小。

2）注意两侧瞳孔是否等大、等圆、对称。

3）注意瞳孔边缘是否规则、位置是否在正中线。

7. 评估患者肢体活动度。

1）上肢反应程度：

正常有力；

轻微无力；

严重无力；

痉挛性屈曲；

伸张；

无反应。

2）下肢反应程度：

正常有力；

轻微无力；

严重无力；

伸张；

无反应。

8. 整理床单，协助患者取舒适卧位。

9. 清理用物，洗手。

10. 记录评估结果。GCS 满分为 15 分，最低为 3 分，将评分结果准确记录并及时告知医生。

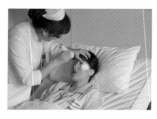

▶ 图 1-22　检查患者瞳孔

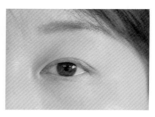

▶ 图 1-23　看患者瞳孔变化

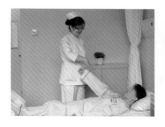 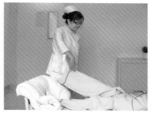

▶ 图 1-24 检查患者上肢反应程度

▶ 图 1-25 检查患者下肢反应程度

四、重点说明

1. GCS 评估表见 Glasgow 昏迷评估表。

2. 瞳孔反应记录方式：反应良好、反应欠佳、眼睛紧闭、对光无反应。

3. 瞳孔大小一般直径大小约 2～5mm。

4. 若患者无法睁眼时，可用拇指及示指拨开上、下眼睑。

5. GCS 满分为 15 分。评分越高，表示病情越轻；评分越低，则表示病情越重，最重为 3 分。

6. GCS 适用于镇静状态下患者。

7. 评估睁眼反应可压迫眶上切迹（眉弓处）或捏挤上臂或大腿内侧，观察患者有无睁眼或痛苦表情；不能用语言表达的如失语、气管切开、语言不通等患者，观察其身体反应。

8. 评估语言反应可呼唤患者姓名，观察有无睁眼，甚至言语，询问其近期生活事件，判断患者是否能正确回答问题。

9. 评估运动反应可指令患者动作，观察患者能否按吩咐进行动作。

10. 注意每次刺激选择在健康肢体，避免在偏瘫肢体进行，上肢的反应比下肢反应可靠。

表　Glasgow 昏迷评分表

	反应状况	评分
睁眼反应	自动睁眼	4 分
	呼叫姓名	3 分
	疼痛刺激	2 分
	无法睁眼	1 分
最佳语言反应	定向感正确（包括人、时、地）	5 分
	定向感混乱	4 分
	答非所问	3 分
	发出语音不明的呻吟	2 分
	无法说话	1 分
最佳运动反应	服从简单命令	6 分
	将疼痛性刺激定位	5 分
	屈曲回缩	4 分
	异常屈曲	3 分
	异常伸直	2 分
	无运动反应	1 分

肌力测量

肌力：肌肉运动的最大收缩力。

检查方法：检查时让患者做肢体伸缩动作，检查患者从相反方向给予阻力，测试患者对阻力的克服力量，并注意两侧比较。

根据肌力的情况，一般将肌力分为以下 0~5 级，共分 6 个级别：

0 级　完全瘫痪，测不到肌肉收缩。

1 级　仅测到肌肉收缩，但不能产生动作。

2 级　肢体能在床上平行移动，但不能抵抗自身重力，即不能抬离床面。

3 级　肢体可以克服地心吸引力，能抬离床面，但不能抵抗助力。

4 级　肢体能做对外界阻力的运动，但不完全。

5 级　肌力正常。

第六节　足背动脉搏动评估法

一、操作目的

1. 评估患者末梢动脉血液循环状态。
2. 为治疗及采取护理措施提供依据。

二、准备用物

笔、记录纸。

三、操作步骤

1. 操作前后洗手。

2. 向患者解释操作的目的及方法，取得配合，并协助患者取舒适姿势。

3. 将示指、中指两指合并轻置于足背动脉上。

4. 记录足背动脉的频率及强弱，如有较大变化，及时告知医生。必要时进行双侧对比，如双侧强弱不一样，准确记录并告知医生。

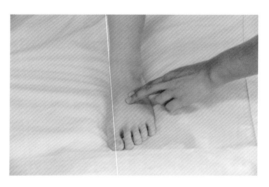

▶图 1-26　足背动脉测量

四、重点说明

评估动脉搏动强弱及频率，必要时双侧对比。

知识拓展

　　足背动脉位置表浅，位于内、外踝背侧连线上，趾长伸肌腱与第 2 趾长伸腱之间，即位于足背中部大脚趾和第 2 脚趾之间。

　　当各种原因导致下肢血液循环比较差、血液回流受阻时，如闭塞性血管疾病、糖尿病病人下肢血流缓慢、严重的局部感染、血管血栓形成、高血压病史等情况下，足背动脉不容易触摸到。建议每隔 24 小时定时进行评估。

　　触摸时指腹按压足背的力量要适中，不可过强或过轻，以免将自己手指的搏动误认为是足背动脉搏动。

第七节　口腔护理

一、操作目的

　　1. 保持患者口腔的清洁、湿润，使患者口腔舒适，并预防口腔感染等并发症的发生。

　　2. 防治患者口臭、牙垢，促进患者食欲。维持患者口腔正常功能。

　　3. 观察患者口腔黏膜和舌苔的变化及特殊的口腔气味，以提供病情变化的动态信息。

二、准备用物

治疗盘：一次性使用弯盘（内有两把镊子）、压舌板、弯盘、海绵头组合吸痰管、20ml 注射器、气囊压力表、吸水管、杯子、治疗巾、棉签、石蜡油、手电筒，遵医嘱备口腔护理液，必要时备开口器。

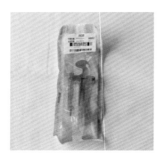

▶ 图 1-27　开口器

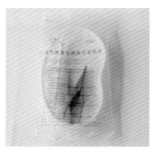

▶ 图 1-28　一次性弯盘

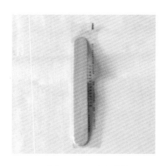

▶ 图 1-29　压舌板

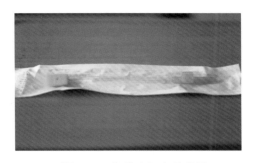

▶图 1-30 海绵头组合吸痰管

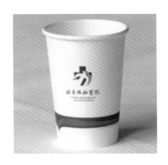

▶图 1-31 一次性水杯

三、操作步骤

（一）传统口腔护理

1．洗手、戴口罩。

2．用物携至床边，核对无误后向患者解释操作的目的、配合方法，取得患者的合作。

3．协助患者侧卧（仰卧，头偏向一侧），面向护士，用治疗巾围于患者颌下，置弯盘于口角旁。

4. 协助患者用温开水漱口。

5. 先湿润口唇、口角，观察口腔黏膜及舌苔性质有无异常。

6. 取下活动义齿。

7. 嘱患者张口，用压舌板轻轻撑开颊部，由内向外擦拭两颊。

8. 嘱患者咬合上、下齿，用压舌板轻轻撑开一侧颊部，用镊子夹取含有漱口溶液的棉球，擦洗牙齿左外侧面，沿牙齿纵向擦洗，按顺序由内侧洗向门齿。

9. 同法擦洗右侧。

10. 嘱患者张开上、下齿，擦洗牙齿左上内侧面、左上咬合面，左下内侧面，左下咬合面。

11. 同法擦洗右侧。

12. 擦洗舌面和硬腭部。

13. 操作过程中注意和患者交流，了解患者舒适度如何，张口是否疲劳，护理操作力度是否合适。如患者感到张口劳累，可提醒患者闭口休息后继续。擦洗完毕后，注意清点棉球，并协助清醒患者用吸水管漱口，将漱口水吐入弯盘。

14. 操作完成后，协助患者擦干口唇及面部。

15. 再次观察口腔。

16. 酌情处理患者的口腔疾患，唇干者涂石蜡油。

17. 撤去弯盘和治疗巾，整理用物及床单位，协助患者取舒适卧位。

18. 清理用物，带回处置室。

19. 洗手、记录。记录患者口腔黏膜有无出血、溃疡及舌苔的变化，以及有无特殊气味等，如有异常或较大变化告知医生。

（二）气管插管患者便捷口腔护理

1. 洗手、戴口罩。

2. 用物携至床边，核对后向清醒患者解释操作的目的、配合方法，取得患者的合作。

3. 抬高床头 30°~45°，保证护理液不流向口咽部。治疗巾围于患者颌下。

4. 听诊患者双肺呼吸音，根据患者情况进行吸痰，此举可以避免在进行口腔冲洗时，由于痰液刺激咳嗽导致的呛咳。确定气囊压力在 20~30cmH$_2$O，再次确保护理液和分泌物不会进入呼吸道。

5. 解除气管插管绑带，确认气管插管深度。一人扶住患者头部，气管插管，另一人进行口腔护理操作。

6. 评估患者口腔，确定重点擦拭部位。

7. 用护理液湿润组合吸痰管的海绵头，吸痰管尾端连接负压吸引装置。左手持装有护理液的注射器，右手持海绵头组合吸痰管，一边左手进行冲洗，一边右手进行擦拭并吸走护理液。

8. 擦拭顺序同"传统口腔护理"。最后一步：增加冲洗擦拭口腔内的气管插管。

9. 对于口腔状况较差的患者，可增加冲洗和擦拭时间进行彻底清理，必要时更换海绵头组合吸痰管继续清洁。

10. 操作过程中，注意观察患者生命体征变化。观察患者有无误吸呛咳。如海绵头组合吸痰管被患者咬住，不应强行拔除，应采取措施使患者张口后取出，或等患者张口时迅速取出。

11. 操作完成后，再次观察口腔，擦干患者口唇及面部，酌情处理患者的口腔疾患，唇干者涂石蜡油。检查海绵头完整性，然后丢弃。妥善固定气管插管，检查气管插管的绑带、深度。

12. 撤去治疗巾，整理用物及床单位，协助患者取舒适卧位。

13. 清理用物，带回处置室。

14. 洗手、记录。

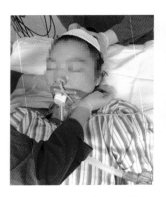

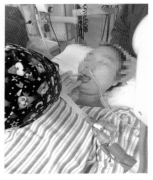

▶ 图 1-32　解除气管插管固定带

▶ 图 1-33　观察患者口腔情况

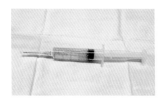

▶ 图 1-34　准备好冲洗的漱口水

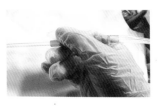

▶ 图 1-35　吸引管尾端连接负压吸引器

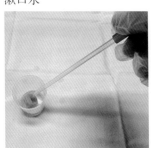

▶ 图 1-36　蘸取漱口水

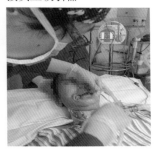

▶ 图 1-37　擦拭患者口腔

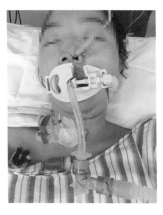

▶ 图 1-38　口腔护理后重新固定气管插管

四、重点说明

1. 根据医嘱及患者情况选择漱口液。

2. 观察患者口腔有无出血、溃疡。对长期应用激素、抗生素者，应注意观察有无真菌感染迹象。

3. 昏迷患者口腔用开口器协助张口，打开手电观察患者口腔内情况。

4. 护理动作要轻柔，特别对凝血功能差的患者，以防碰伤黏膜及牙龈，引起出血。

5. 棉球不可过湿，以防患者将溶液吸入呼吸道。

6. 勿触及软腭，以免引起患者恶心。

7. 昏迷患者禁忌漱口。

8. 口腔护理适用于昏迷、高热、禁食、鼻饲、口腔疾患及术后、生活不能自理患者。

知识拓展

1. 口腔护理的并发症：口腔黏膜损伤、吸入性肺炎、窒息。

2. 机械通气患者的口腔护理，至少每 6 小时 1 次才能有效预防牙菌斑的生成，并可预防和减少呼吸机相关性肺炎的发生。

第八节　会阴护理

一、操作目的

1. 清洁患者外阴部，预防泌尿系统感染。

2. 清除患者外阴分泌物，去除异味，增进舒适感。

3. 观察患者会阴部皮肤、黏膜情况。

4. 促进患者手术后及产后伤口的愈合。

二、准备用物

护理车上备：便盆、一次性尿垫（橡胶中单）、清洁纱球、冲洗壶（50～52℃的温开水）、一次性弯盘（内有镊子）、纱布、手套、毛巾、冲洗液、隔帘等。

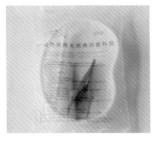

▶ 图 1-39　一次性弯盘

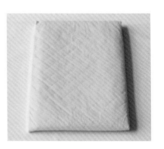

▶ 图 1-40　一次性尿垫

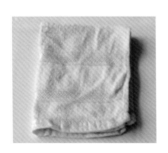

▶ 图 1-41　毛巾

三、操作步骤

1. 洗手。

2. 用物携至床边，向患者做好解释，包括操作的目的及方法，取得配合。

3. 关闭门窗，调节室温，用屏风遮挡患者。

4. 患者取仰卧位，双腿屈曲分开。脱裤至膝部。

5. 将一次性尿垫铺于患者臀下并放好便盆。

6. 女患者冲洗方法：

（1）护士一手持装有温开水的冲洗壶，一手持持物钳夹取纱球，边冲边用纱球擦洗。

（2）冲洗由上至下，由外至内，包括大腿内上 1/3，最后冲洗肛门。

（3）纱布擦干会阴，顺序由上至下，由内至外，撤出便盆。

7. 男患者清洁方法：

（1）戴上清洁手套，一手轻轻提起阴茎，一手取毛巾或呋喃西林棉球擦洗阴茎头部，由尿道口向外环形擦洗阴茎头部、冠状沟、下部及阴囊，反复擦洗直至擦净。擦洗阴茎体部：由上向下擦洗，应特别注意阴茎下面的皮肤。擦洗阴囊：小心托起阴囊，擦洗阴囊下面的皮肤褶皱处。

（2）患者取侧卧位，护士一手将臀部分开，一手用毛巾将肛门擦洗干净。

8. 协助患者穿好衣裤，取舒适卧位。

9. 整理用物。

10. 洗手。

11. 记录。记录患者会阴皮肤及黏膜情况，如有异常告知医生。

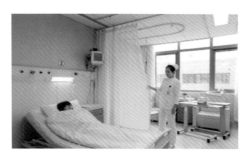

▶ 图 1-42　操作时应注意遮挡

四、重点说明

1. 水温一般以 41～43℃为宜。

2. 如局部有伤口，遵医嘱使用消毒冲洗液。

3. 酌情为患者更换衣、裤、床单。

4. 男患者会阴护理时，对包皮外口狭小者，要注意清洁后将包皮复位，包裹龟头。如消毒时将包皮上翻而未及时复位，狭小的包皮口可勒紧在阴茎冠状沟上，阻碍包皮远端和阴茎头的血液回流，致使这些部位发生肿胀，发生包皮嵌顿。

知识拓展

会阴护理适用于长期卧床患者、妇产科手术后留置导尿管的患者、会阴及阴道手术后患者、产后1周内的产妇、急性外阴炎患者、长期阴道流血的患者。

第九节 体位变换法

一、操作目的

1. 为患者变换姿势，增进患者舒适感。

2. 便于护理人员更换床单，对患者进行背部护理。

3. 预防患者压疮（褥疮）形成。

二、准备用物

枕头、中单等。

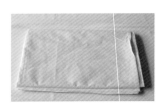
▶ 图 1-43 中单

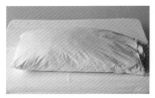
▶ 图 1-44 枕头

三、操作步骤

1. 备齐用物携至床旁。

2．核对后，向患者解释操作的目的和配合方法，取得患者合作。

3．固定床脚。

4．先将患者移至将转向的对侧床边，并拉起床旁栏杆。

5．护理人员再绕至患者将转向的另一侧床旁，将患者近侧的手臂放置在头侧，远侧的手臂放置在胸前，远侧的腿屈曲放于近侧腿旁。

6．护理人员双脚前后分开，一手置于患者远侧的肩部，另一手置于患者远侧的髋部，将患者转向护理人员。

7．放置枕头在患者背部起到支撑作用，放置另一个枕头于患者两腿之间。

8．使患者舒适，并保持舒适体位。

9．视被服污染情况，更换床单、被套。

10．必要时拉起床档。

11．回护士站，洗手。

12．记录患者的体位及变更体位的时间，并记录所观察到的患者皮肤及黏膜的情况及其变化。

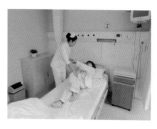

▶ 图 1-45　单人移动患者

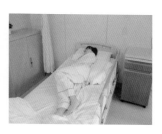

▶ 图 1-46　摆舒适卧位

四、重点说明

1．严格按翻身时间表给患者翻身。

2．患者半卧位时，抬高床头不超过30°，注意应用膝枕、挡脚枕把剪切力减至最低。

3．视患者需要应用防压疮气垫。

4．注意患者各种管路、引流液情况，防止翻身时管路脱落或扭曲受压。

5．本法适用于体重较轻的患者。

6．应用节力原则，患者不要离护士太远，合理缩短力臂，减少无谓的体力消耗。

7．注意不可拖拽，动作应轻柔平稳，避免擦伤皮肤。

知识拓展

临床常用的卧位及适应证：

1．仰卧位　适用于昏迷、全麻、腹部检查或作导尿术的患者。

2．侧卧位　适用于灌肠、肛门检查、臀部肌内注射或胃镜检查的患者。

3．半坐卧位　适用于心肺疾患、腹腔盆腔术后、面部及颈部术后等患者。

4．端坐卧位　适用于急性肺水肿、心包积液、支气管哮喘等患者。

5．俯卧位　适用于腰背部手术、腰背部有伤口等患者。

6. 头低足高位　适用于肺部分泌物引流、十二指肠引流、妊娠时胎膜早破、跟骨牵引等患者。

7. 头高足低位　适用于开颅术后、颈椎骨折需进行颅骨牵引时作反牵引力的患者。

8. 膝胸位　适用于肛门、直肠、乙状结肠检查及治疗，用于矫正子宫后倾及胎位不正等患者。

9. 截石位　适用于会阴、肛门部位检查、治疗或手术患者。

第十节　轴性翻身法

一、操作目的

1. 协助脊椎损伤或手术患者改变卧位，保持脊椎平直，预防再度受伤。

2. 预防压疮形成。

3. 增进患者舒适。

二、准备用物

枕头、中单等。

三、操作步骤

1. 备齐用物，携至患者床旁。

2．向患者解释操作目的及方法，取得配合。

3．固定床脚。

4．移去患者头下的枕头。

5．两位护理人员站在患者将转向的对侧床旁，将患者近侧的手臂放置头侧，远侧的手臂置于胸前。

6．护理人员的双脚前后分开，一位护理人员双手分别置于患者远侧的肩膀与腰背部，另一位护理人员双手分别置于患者远侧的髋部及大腿处。

7．一位护理人员喊口令，两位护理人员动作一致地以整个患者为单位，将患者转向自己。

8．调整患者姿势至舒适卧位：

（1）将枕头纵向放在患者背部以支撑患者，维持脊椎平直。

（2）移枕头至患者头下。

（3）患者双膝之间置一枕头。

（4）胸腹部放一枕头，手及手臂放在枕头上。

9．调整患者床单位

（1）抻平床单、铺好盖被。

（2）拉上床档，床摇至最低。

（3）检查呼叫系统确定安全可用，置于患者伸手可及处。

10．整理用物。

11．洗手。

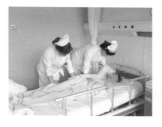 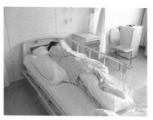

▶图 1-47 轴线翻身护士
手的位置

▶图 1-48 翻身后为患者
摆舒适卧位

四、重点说明

1. 若为颈椎手术患者，翻身前要先去除固定沙袋。

2. 两位护理人员利用大单或中单，可将对侧的大单或中单卷成卷轴，一位护理人员握紧床头与腰背处的床单，另一位护理人员握紧臀部与膝下处的床单，动作一致地将患者翻向侧卧姿势。

3. 护理人员两人动作须一致，保持患者脊椎平直，避免有扭动情形。

4. 呼叫系统安全可用，便于患者与护理人员及时联络。

知识拓展

1. 翻身时注意保持脊椎平直，维持脊柱的正常生理弯度。

2. 翻身时注意保护患者，防止坠床。

■ 第十一节　洗 手 法

一、操作目的

1. 除去手上的污垢及致病性微生物。
2. 预防院内感染及交叉感染。
3. 保护护理人员。

二、准备用物

洗手液、流动水、毛巾或手烘干设备。

三、操作步骤

1. 摘下手表，将衣袖卷至肘关节以上。
2. 打开水龙头，湿润双手后涂上洗手液。
3. 六步洗手法：
第一步：掌心相对，五指并拢，相互揉搓。
第二步：手心对手背，沿指缝相互揉搓，交换进行。
第三步：掌心相对，双手交叉沿指缝相互揉搓。
第四步：一手握拳在另一手掌心旋转揉搓，交换进行。
第五步：一手握另一手大拇指旋转揉搓交换进行。

第六步：将五个手指尖并拢在另一手掌心旋转揉搓，交换进行。

4. 搓洗时间至少 30 秒。

5. 用流动水冲净双手，手指保持朝下姿势。

6. 擦干或烘干双手。

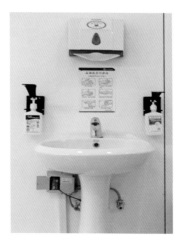

▶图 1-49　洗手池

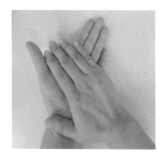

▶图 1-50　第一步

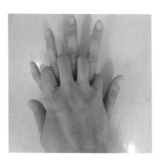

▶图 1-51　第二步

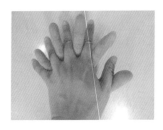

▶ 图 1-52　第三步

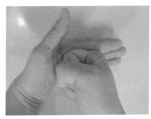

▶ 图 1-53　第四步

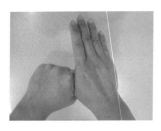

▶ 图 1-54　第五步

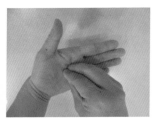

▶ 图 1-55　第六步

四、重点说明

1. 手消毒方法：

（1）用 0.3%～0.5% 碘伏浸泡或 0.3%～0.5% 纱球擦拭 1～3 分钟。

（2）用 0.2% 过氧乙酸浸泡或 0.2% 过氧乙酸纱球擦拭 1～3 分钟。

2. 避免水倒流污染已洗净的手。洗手时，身体勿靠近水池，以免溅湿、污染工作服。

3. 擦干手时禁止来回擦拭。

4. 水龙头开关最好是感应式，或可用手肘、膝盖控制，或直接选用脚踏式。

5. 擦手宜使用一次性擦手纸或使用烘干机，使用消毒毛巾最好做到一人一巾一次一消毒。当不得不重复利用棉质擦手巾时，需保持手巾清洁干燥，每日消毒1次。

6. 如使用肥皂洗手，应每日更换肥皂。

7. 洗手5个时刻：接触患者前洗手、无菌操作前洗手、体液暴露后洗手、接触患者后洗手、接触患者的周围环境后洗手。

知识拓展

1. 水龙头要用肘关节开关，最好是自动感应式水龙头。

2. 六步洗手法口诀：内、外、夹、弓、大、立。

3. 手卫生的五个时刻：两前——接触患者前、无菌操作前；三后——接触患者后、接触患者体液后、接触患者床单位后。

第十二节 鼻饲法

一、操作目的

协助不能经口进食的患者，由胃管提供食物

及药物。

二、准备用物

治疗盘内放胃管、20ml 注射器、纱布、石蜡油、压舌板、棉签、治疗巾、固定胶布、听诊器、一次性手套、温开水 1 杯、鼻饲饮食 1 份。

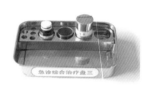

▶图 1-56　治疗盘

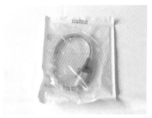

▶图 1-57　胃管

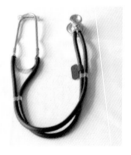

▶图 1-58　听诊器

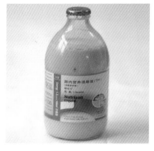

▶图 1-59　鼻饲饮食

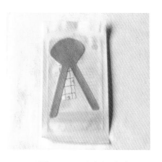

▶ 图 1-60　固定胶布

三、操作步骤

（一）胃管插入

1．核对医嘱，评估患者，做好解释。向患者解释操作目的及配合方法。

2．洗手、戴口罩。

3．备齐用物携至患者床旁，核对患者。

4．协助患者取坐位或平卧位。

5．给患者颌下铺治疗巾。

6．用棉棍清洁鼻腔，准备胶布。

7．打开胃管外包装，纱布倒上石蜡油，备好注射器。

8．戴手套，测量胃管插入长度，润滑胃管前端 15～20cm。

9．选择通气鼻孔，将胃管插入 14～16cm 处（咽喉部），嘱患者做吞咽动作。

10．将胃管缓慢插入所需长度（约 50cm）。

11. 将胃管固定于鼻翼及面颊部。

12. 盖好胃管末端塞子，固定于患者枕旁。

13. 整理用物，洗手。

14. 记录插胃管时间和胃管刻度，以及患者反应。并记录患者口鼻周围皮肤及黏膜情况。

（二）注入流质食物

1. 核对医嘱及饮食单。向患者做好解释。

2. 洗手，戴口罩。准备用物。

3. 协助患者取半坐位或右侧卧位。

4. 将鼻饲液倒入胃肠营养袋内，挂输液架上，排气。

5. 将治疗巾或毛巾铺于患者胸前。

6. 反折尾端胃管，打开胃管末端盖子，连接注射器，松开反折处。避免灌入空气，引起胃胀。

7. 回抽，见胃内容物，再将其注回。

8. 连接胃管与胃肠营养袋，调整滴速。

（1）温度：38～40℃；

（2）高度：液面距胃距离 30～45cm；

（3）鼻饲量：250～300ml；

（4）注入时间：15～20 分钟。

9. 灌食后，注入适量温开水冲洗胃管。

10. 将胃管末端塞子盖严，固定于患者枕旁。

11. 清理用物，协助患者取舒适卧位。

12. 洗手。

13. 记录患者反应及鼻饲量。并记录回抽的胃内容物的颜色、性状及量，如有异常及时通知医生。

（三）拔除胃管

1．核对医嘱，向患者解释操作目的及方法，取得患者配合，准备用物。

2．抬高床头取半坐卧位。

3．戴手套。

4．揭去胶布，用纱布包裹近鼻孔处的胃管，迅速拔出胃管并盘绕在纱布中。

5．脱去手套。

6．清洁患者口鼻及面颊。

7．协助患者取舒适卧位。

8．整理用物，洗手。

9．记录拔胃管时间及患者反应。

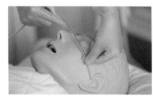

▶ 图 1-61　测量耳垂到鼻尖距离

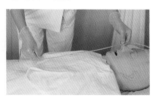

▶ 图 1-62　测量鼻尖到剑突距离

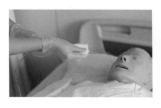

▶ 图 1-63　润滑胃管

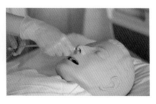

▶ 图 1-64　下胃管

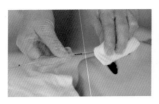

▶ 图 1-65　放置胃管深度

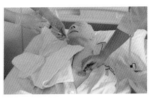

▶ 图 1-66　检查胃管的位置

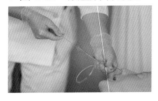

▶ 图 1-67　拔除胃管导丝

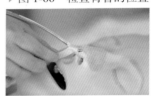

▶ 图 1-68　固定胃管

四、重点说明

1. 操作前应减少患者恐惧，取得合作。

2. 插入胃管长度以发际至剑突或由鼻尖经耳垂至剑突为宜。

3. 如发生呛咳等情况，表示误入气管，应立即拔出，休息片刻后重插。如插入不畅，应检查口腔，观察胃管是否盘于口中，或将胃管抽出少许，再行插入。

4. 昏迷患者可将其下颌靠近胸骨柄，便于插入。

5. 判断胃管位置的方法

（1）胃管连接注射器，回抽胃液。

（2）将听诊器放在胃部，用注射器快速注入10～20ml 空气，听有无气过水声。

（3）胃管末端放入水中，观察是否有气泡溢出。

6. 避免胃管脱落。

7. 预防胃胀气或胃液流出。

8. 确认鼻饲液及灌注量。

9. 帮助胃排空，并预防肺吸入。

10. 确认胃管在胃内。

11. 了解患者消化程度，调节灌入量。

12. 鼻饲液过热会损伤胃黏膜，过冷则引起胃痉挛。

13. 根据鼻饲液黏稠度调节高度。

14. 鼻饲量每次不超过300ml，间隔时间大于2小时。

15. 每隔4小时抽取胃内容物，观察是否有胃潴留，超过200ml停止鼻饲。

16. 灌注后，用温水冲洗胃管，避免食物存积管腔中变质。

17. 拔除胃管时，快速拔出可减少胃部不适。

18. 拔除胃管后，必要时可用汽油擦拭胶布痕迹。

知识拓展

胃管保留时间，橡胶材质的1周更换1次，硅胶材质1个月更换1次。根据具体情况可随时更换。

鼻饲法适应证：不能由口进食、昏迷、口腔疾患及口腔手术或不能张口者；拒绝进食者；早产婴儿和病情危重的婴幼儿。

禁忌证：鼻腔有异物者；呼吸功能不良者；食管静脉曲张者。

第十三节　胃肠营养泵的使用

一、目的

以固定的速度将流质饮食输送至患者胃（肠道），维持持续性饮食供应。

二、用物准备

护理车上备：胃肠营养袋、流质饮食、鼻饲泵、输液架、电源插座。

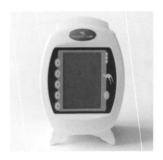

▶图 1-69　胃肠营养泵

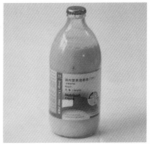

▶图 1-70　鼻饲饮食

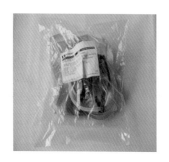

▶ 图 1-71　胃肠营养袋

三、操作流程

1. 洗手。
2. 准备用物至患者床旁。
3. 向患者解释操作目的及配合方法，取得配合。
4. 将流食倒入胃肠营养袋内，排气后夹闭。
5. 将胃肠营养袋输入管与胃（肠）导管连接。
6. 将鼻饲泵安装在输液架上，接通电源。
7. 将胃肠营养袋输入管装入鼻饲泵内。
8. 遵照医嘱设定输入速度。
9. 打开鼻饲泵及胃肠营养袋开关，输入流食。
10. 若发现报警及时处理。
11. 灌入完毕，关闭水止及电源，整理用物。
12. 洗手。
13. 记录鼻饲泵入的量、时间以及患者的反应。

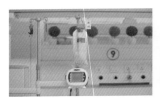

▶ 图 1-72　将胃肠袋挂好

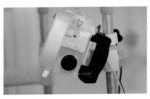

▶ 图 1-73　打开胃肠泵侧门

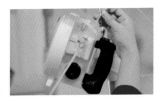

▶ 图 1-74　安装胃肠泵管

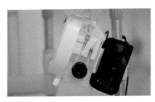

▶ 图 1-75　安装胃肠泵管

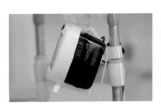

▶ 图 1-76　关闭胃肠泵管
侧门

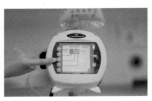

▶ 图 1-77　调节泵速

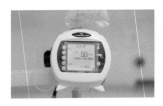

▶ 图 1-78　调节好鼻饲
参数

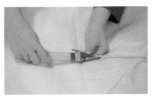

▶ 图 1-79　判断胃管位置

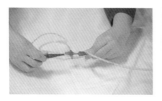 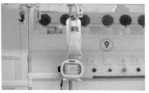

▶ 图 1-80 连接胃管与鼻饲管　▶ 图 1-81 胃肠泵开始喂养

四、重点说明

1. 了解患者主诉，若患者反映胃肠有不适，及时汇报医生。

2. 定时巡视，观察患者反应。

3. 灌注完毕后，将鼻饲泵擦拭干净备用。

4. 防止食物反流和胃管脱落，交待患者下床活动时，打喷嚏时注意保护胃管，防止胃管脱出。

5. 不同种类的胃肠营养液不要随意混合。混合后可能出现沉淀而堵塞泵管，造成胃肠泵无法工作。

【知识拓展】

胃肠泵适应证：输注较稠厚的肠内营养时，如高能量/高营养密度配方，须严格控制输注速度与持续时间

泵管的使用效期：一般每 24 小时更换 1 次泵管。

第十四节 胃管的护理

一、操作目的

1. 预防鼻黏膜及胃黏膜因压迫而受损。
2. 保持鼻腔清洁，增进患者舒适感。

二、准备用物

护理车上备：棉签、生理盐水或温开水、胶布、一次性弯盘等。

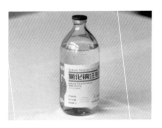

▶ 图 1-82 生理盐水

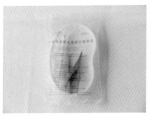

▶ 图 1-83 一次性弯盘

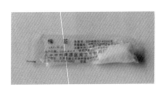

▶ 图 1-84 棉签

三、操作步骤

1. 洗手。

2. 准备用物，携至患者床旁。

3. 向患者解释操作目的及配合方法。

4. 准备好胃管固定胶布。

5. 一手固定胃管，一手轻轻将胶布摘除。

6. 一手仍固定胃管，另一手用棉签蘸温水除去胃管及鼻梁部胶布痕迹，并用棉签蘸生理盐水或温开水清洁鼻腔及鼻梁部皮肤。

7. 将胃管固定方向略加旋转。

8. 检查胃管固定长度是否合适。

9. 擦干鼻周皮肤，重新固定胃管。

10. 给予口腔护理。

11. 整理用物。

12. 洗手。

13. 记录更换时间、胃管刻度、患者口鼻周围皮肤状况及患者反应。

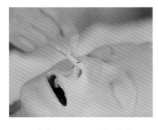

▶ 图 1-85　更换胶布

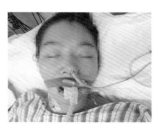

▶ 图 1-86　固定好胃管后的样子

四、重点说明

1．操作过程中要预防胃管因牵拉脱出。

2．用棉签蘸溶剂油除去胃管及鼻梁部胶布痕迹，避免胶布痕迹刺激患者皮肤。

3．用棉签蘸生理盐水或温开水清洁患者鼻腔及鼻梁部皮肤，保持鼻腔、皮肤清洁及舒适。

4．每次重新固定胃管时应将胃管方向略加旋转，避免鼻腔及鼻黏膜局部长期受压。

5．定期检查胃管长度，确认胃管有无脱出。

6．由于患者不能经口进食，要保持口腔清洁及预防感染。

7．定期检查胃管是否在胃内，共有以下三种方法

（1）注射器直接抽吸，如有胃液抽出即可确定胃管在胃内；

（2）用注射器从胃管内注入 10ml 空气，同时将听诊器放在胃部，如能听到气过水声即可确定胃管在胃内；

（3）将胃管末端置于水杯中，无气体溢出即可确定胃管在胃内。

知识拓展

1．胃管留置时间的最新研究，硅胶胃管留置最佳期间是 21～30 天。

2．应注重留置胃管病人的心理护理，让患者积极主动地配合和参与护理活动。

3. 传统的判断胃管位置的方法并不能完全保证患者的胃管一定在胃内。有些重症患者的胃液无法抽吸出来，听诊气过水声容易有个人的偏差，还有些患者的胃管（没在胃内）浸泡入水碗中依然没有气泡，尤其是一些老年有脑血管疾病史的患者，即便神志清楚，这类情况的发生尤为明显，胃管被误下到气管内，患者的呛咳反射也极为不明显，医生和护士同时判断患者的胃管位置，依然有错误发生。

4. 如果给患者鼻饲之前再次判断位置，发现患者有轻微的呛咳时，则需要关注患者的胃管位置有问题。或者原本已经不发热的患者不明原因的在更换胃管后开始发热，要考虑是否胃管的位置有问题。

5. 对于重症患者来说，每次更换胃管后，如出现胃管位置难以判断时，最好使用 X 线检查来判断患者的胃管位置。

第十五节 全胃肠外营养法

一、操作目的

1. 用于因胃肠道手术或其他疾病而不能经口进食者补充营养。

2. 连续输液以达到对糖类、蛋白质酵化物的最大利用，提供患者所需热量。

二、准备用物

护理车上备：无菌棉签、安尔碘、胶布、输液泵及泵管、输液架，根据医嘱准备 TPN 溶液。

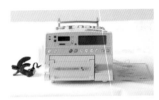

▶ 图 1-87　输液泵

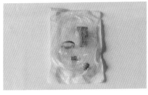

▶ 图 1-88　输液泵专用泵管

三、操作步骤

1. 洗手、戴口罩。

2. 配置 TPN 溶液

（1）按医嘱备齐配置 TPN 溶液的各种药液。

（2）用安尔碘消毒各种药、液瓶口。

（3）按医嘱调配溶液浓度及加药。

（4）将 TPN 溶液摇匀。

3. 准备用物至患者床旁。

4. 核对患者并解释操作目的及方法。

5. 安装输液泵于输液架上。

6. 将 TPN 溶液连接输液泵管，排气后与中心静脉插管连接，固定。

7. 开放输液泵管，调整滴速。

8. 将泵管安装在输液泵上，根据医嘱设定流速。

（1）每班记录营养液输入量、患者尿量，并每日测量体重。

（2）依医嘱测量患者尿糖、血糖及电解质。

（3）中心静脉插管处每日输液前应观察穿刺点有无感染、贴膜是否干净整洁。如发现感染迹象及时通知医生，如有污损则随时换药。无特殊情况，透明无菌贴膜每周消毒换药 2 次，非透明无菌贴膜每日消毒换药。

（4）每 24 小时更换输液泵管。

9. 巡视患者。

10. 整理用物，洗手。

11. 记录胃肠外营养的量、输注速度及患者反应，如有异常及时告知医生。

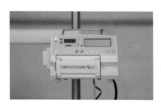
▶ 图 1-89　固定输液泵

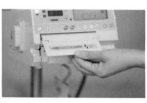
▶ 图 1-90　打开输液泵前门

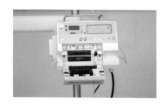
▶ 图 1-91　安装输液管路

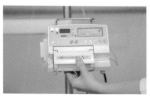
▶ 图 1-92　关闭输液泵前门

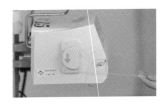

▶ 图 1-93　在泵侧壁固定
管路

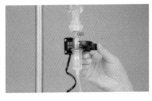

▶ 图 1-94　安装传感器

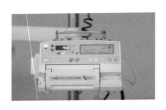

▶ 图 1-95　调整速度

四、重点说明

1. 操作前要评估营养供给量是否正确适当。

2. TPN 溶液应避免阳光直接照射。

3. 全胃肠外营养应尽量避免使用周围静脉，以免引起静脉炎，且影响液体输入。

4. 输注过程中应每 30 ~ 60 分钟观察 1 次流速。

5. 其他药物（包括抗生素）应从另外的静脉通路输入。

6. 穿刺部位若有污染应随时换药。

7. 若输液管被污染，需立即更换。

8. 观察患者有无体温变化、心悸、恶心、头痛等症状。

9. 若患者有肩痛、插管处烧灼感、颈部或脸部明显水肿，可能是中心静脉导管出现渗漏，需及时处理。

10. 若拔除中心静脉导管，需常规做导管尖端细菌培养。

知识拓展

1. 如必须应用外周静脉输注，应 24 小时更换输液部位，可在穿刺点上方贴吸收贴保护。

2. 使用中心静脉输注时，应严格执行无菌操作，定时换药，避免感染。

3. 胃肠外营养适应证：凡是营养不良或有营养不良的可能，需要维持或加强营养支持而不能从胃肠道摄入或摄入不足的患者。

4. 临床上常见的肠外营养指征有：①术后至少有 5 天以上不能经口鼻或鼻胃管进食者；②短肠综合征；③消化道瘘；④麻痹性肠梗阻；⑤急性胰腺炎；⑥多发性内脏损伤；⑦败血症；⑧大面积烧伤；⑨炎症性肠道疾病；⑩骨髓移植；⑪妊娠剧吐或神经性拒食；⑫接受强力的化疗、放疗后。

第十六节 口服给药法

一、操作目的

1. 治疗疾病或减轻疾病症状。

2．预防疾病　小儿口服疫苗。

3．协助诊断　口服造影剂。

二、准备用物

温度适宜的白开水、发药车、口服药袋、口服药杯、PDA、口服药单、笔等。

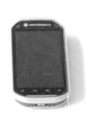

▶ 图 1-96　PDA

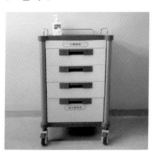

▶ 图 1-97　发药车

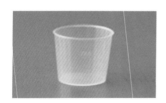

▶ 图 1-98　放液体药物的口服药杯

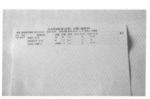

▶ 图 1-99　口服药单

三、操作步骤

1．准备药物

（1）洗手。

（2）按医嘱核对患者姓名、床号、药物名称、剂量、用药时间及用法。

（3）将口服药袋按照床号顺序包放在口服药车内。

（4）液体药物用量杯备药，药液不足 1ml 时，用滴管吸取。

（5）备药完毕后，用治疗巾覆盖发药盘，如用发药车，则关好抽屉，整理用物。

2. 给药方法

（1）备齐用物，在规定的时间内携带医嘱执行单、推药车（携发药盘）到患者处。

（2）核对患者床号，呼叫患者姓名。使用 PDA 扫患者腕带，扫口服药袋上的条码信息，核对患者身份及用药的医嘱，为患者发药。

（3）再次核对药物。

（4）向患者讲解药物的作用及服药的注意事项。

（5）患者服药后再离开。

3. 用物处理

（1）整理用物。

（2）在口服药执行单上打勾、签名。

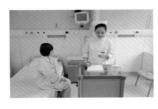

▶ 图 1-100 核对患者身份

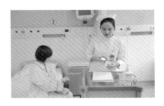

▶ 图 1-101 用 PDA 执行医嘱

四、重点说明

1. 护理婴幼儿、鼻饲、上消化道出血患者服药时，发药前将药片研碎。

2. 量取液体药物时，应保持视线与药量刻度在同一水平上，以保证药量准确。

3. 发药过程中，如患者提出疑问，应重新核对。

4. 患者服药后，应注意观察其用药后的反应及效果。

5. 严格执行查对制度。

6. 备药前，护士应了解患者的有关情况，如做特殊检查或手术，需要禁食者，暂不发药，并做好交班。

知识拓展

根据药物的性能，掌握服用中的注意事项，并注意药物的相互作用及配伍禁忌。

1. 碱性与酸性药物不宜同时服用。

2. 刺激食欲的健胃药应在饭前服，以增进食欲。助消化药及对胃黏膜有刺激性药宜在饭后服，利于食物消化或减少对胃的刺激。

3. 服用磺胺类药物后嘱患者多饮水，防止尿少引起肾小管阻塞，服发汗药后嘱患者多饮水可增强药物的疗效。

4. 止咳糖浆类药服药后不宜饮水，若同时服用多种药物一般应在最后服用止咳糖浆类药。

5. 服用强心苷类药前先测心率，数脉搏 1 分钟，脉率 <60 次 / 分或节律异常者应停服，以免中毒。

6. 小儿、危重患者、精神异常者及服用抗癌药、安眠药的患者应看患者服药后再离开。

7. 铁剂、酸类等对牙齿有染色的药应用吸管且宜饭后服，服药时避免与牙齿接触，服药后应立即漱口。

第十七节　热湿敷法

一、操作目的

促进局部血液循环、消炎、消肿、减轻疼痛。多用于急性感染的部位。

二、准备用物

小水盆、水温计、热水袋或热源；治疗盘内放：弯盘、纱布、敷布 2 块、止血钳 2 把、凡士林、棉签、一次性尿垫、毛巾。必要时备隔离帘、伤口换药用物。

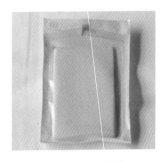

▶ 图 1-102　纱布

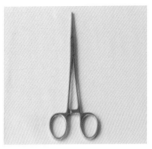

▶ 图 1-103　血管钳

三、操作步骤

1．准备

（1）洗手，将用物备齐，带至患者床旁。

（2）核对患者，解释操作目的及方法，取得合作。

（3）关闭门窗，调节室温，遮挡患者。

2．操作

（1）协助患者采取适当且舒适的体位，充分暴露治疗部位。

（2）将一次性尿垫铺于治疗部位下，患处涂凡士林，盖单层纱布。

（3）将敷布浸于热水中，双手各持一把钳子将敷布拧至不滴水，抖开敷布，折叠后敷于患处。

（4）热湿敷15～20分钟后，撤掉敷布和纱布，擦去凡士林，协助患者穿衣，并取舒适卧位。

（5）整理用物。

（6）洗手，记录患者热湿敷的部位、时间及皮肤情况。

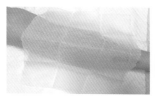

▶ 图 1-104 患处盖单层纱布 ▶ 图 1-105 将敷布拧干

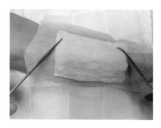 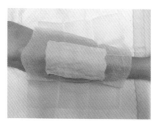

▶ 图 1-106 用钳子将敷布 ▶ 图 1-107 热湿敷患处
至于患处

四、重点说明

1. 护士可用自己手腕掌侧皮肤试温，以不烫为准。

2. 观察局部反应，当敷布温度降低后，及时更换，保证热湿敷效果。

3. 记录治疗部位、时间、效果及反应。

4. 禁忌证　急腹症未明确诊断前；面部危险三角区合并感染；盆腔脏器急性炎症、出血；软组织损伤或扭伤早期（24～48 小时）。

知识拓展

湿热敷常用于消炎、消肿、解痉和镇痛，在使用时防止患者烫伤的方法：

1. 在湿热敷部位涂抹凡士林，范围大于热敷面积，盖单层纱布保护皮肤。

2. 将湿敷料拧至不滴水为宜，并放于手腕掌侧试温，以不烫手为宜，折叠后敷于患处。

3. 如患者感觉过热时可揭开敷布一角散热，热敷过程中密切观察局部皮肤和全身反应。

4. 热敷水温控制在 50～60℃，3～5 分钟更换 1 次敷料，每次热敷时间为 15～20 分钟。

第十八节　冰袋（冰帽）使用法

一、操作目的

降低体温、局部消肿、止血、阻止发炎或化脓，减轻疼痛。

二、准备用物

冰袋（冰帽）、布套、毛巾。

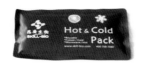

▶ 图 1-108 冰袋

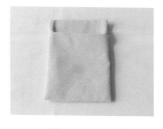

▶ 图 1-109 布套

三、操作步骤

1. 核对医嘱，向患者解释操作目的及注意事项，取得合作。

2. 洗手，将用物备齐，并携带到患者床旁。

3. 检查冰袋有无漏水、有无破损，检查后套上布套。

4. 将冰袋放置到患者用冷部位。

5. 用冷 30 分钟后撤掉冰袋，协助患者取舒适卧位，整理床单位。

6. 将冰袋外表擦拭消毒后，放入冰箱冷冻室内备用。

7. 消毒冰袋布套，整理用物。

8. 洗手，记录患者冰敷的时间、部位及皮肤情况。

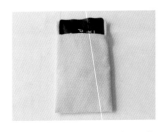

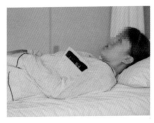

▶ 图 1-110　冰袋放入布套内

▶ 图 1-111　冰袋放置冰敷位置

四、重点说明

1. 不可将冰袋直接与患者皮肤接触。每 10 分钟查看局部皮肤颜色，避免冻伤。

2. 一般用于皮肤薄而有大血管分布处，如腋下、腹股沟等处。

3. 高热患者降温，冰袋应置于前额、头顶和大血管分布处。

4. 长时间用冷的患者，需间隔 1 小时后再重复使用。

知识拓展

1. 冰袋禁止使用的部位：耳后，心前区，腹部，足底。

2. 冰袋类型：重复使用型、一次性型。

3. 禁忌证：组织破损急慢性炎症；局部血液循环障碍。

第十九节 温水擦浴法

一、操作目的

1. 为高热患者降低体温。
2. 促进患者入睡，增加舒适。

二、准备用物

盆内盛 32～34℃温水，大纱布垫（小毛巾）2块、大浴巾、热水袋（60～70℃）、热水袋布套、冰袋，按需要准备衣物、便器、屏风。

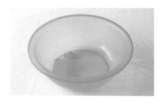

▶ 图 1-112　脸盆

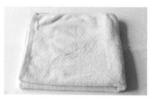

▶ 图 1-113　浴巾

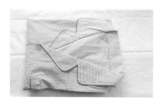

▶ 图 1-114　病号服

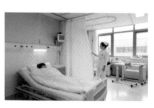

▶ 图 1-115　拉隔离帘

三、操作步骤

1. 核对医嘱，备齐用物，带至患者床旁。

2. 向患者及家属解释操作目的及配合方法，取得患者的合作。

3. 拉好窗帘，调节室温，遮挡患者。

4. 松开患者床尾盖被，协助患者脱去上衣，松开裤带。

5. 置冰袋于头部。

6. 暴露擦拭部位，下面垫大浴巾；以浸湿的纱布或小毛巾包裹手掌，挤干，边擦边按摩，最后以浴巾擦干。

7. 擦拭顺序

（1）侧颈、肩、上臂外侧、前臂外侧、手背。

（2）侧胸、腋窝、上臂内侧、肘窝、前臂内侧、手心。

（3）颈下肩部、臀部（此时协助患者穿好上衣，脱下裤子）。

（4）髋部、下肢外侧、足背。

（5）腹股沟、下肢内侧、内踝。

（6）臀下沟、下肢后侧、腘窝、足跟。

8. 协助患者穿好裤子，取舒适卧位，整理床单位。

9. 整理用物，按消毒隔离要求处理后，放回原处。

10. 洗手，记录擦浴的时间、效果及患者反应。

11. 半小时后测量体温，绘制在体温单上。

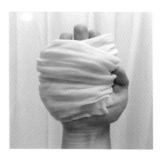

▶ 图 1-116　将纱布缠在手上

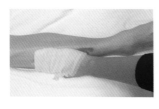

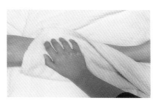

▶ 图 1-117　擦拭患者下肢外侧

▶ 图 1-118　使用浴巾擦干患者的皮肤

四、重点说明

1. 保护隐私。

2. 掌握好水温，防止过冷刺激患者。

3. 若四肢发冷，可在足下放热水袋。

4. 腋窝、肘窝、腘窝、手心、腹股沟处，擦拭时应稍加用力并适当延长时间，以增加血液循环，促进散热。

5. 禁忌擦拭胸前区、腹部、后颈部、足心部位。

6. 擦浴全过程在 20 分钟以内。

7. 记录擦浴时间、效果及患者反应。

知识拓展

1. 擦浴前先放冰袋于头部以助降温，防止擦浴时表皮血管收缩，血液集中到头部引起充血。放热水袋于足部，使患者舒适，并可加速擦浴的效果。

2. 擦浴时，禁止擦胸前区、腹部、后颈，因这些部位对温度的刺激较敏感，冷刺激可引起反射性心率减慢、腹泻等不良反应。

第二十节　酒精擦浴法

一、操作目的

为高热患者降低体温。

二、准备用物

治疗盘内放治疗碗（内盛 25% ~ 35% 酒精 100 ~ 200ml，温度 27 ~ 37℃），小毛巾 2 块、大毛巾、冰袋、冰袋布套、热水袋、热水袋套、清洁衣裤，便器及屏风。

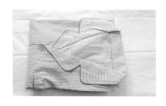

▶图 1-119 病号服

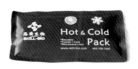

▶图 1-120 冰袋

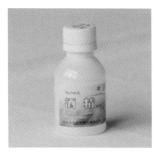

▶图 1-121 酒精

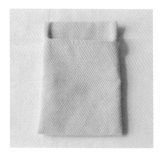

▶图 1-122 冰袋的布套

三、操作步骤

1．遵医嘱执行此操作。

2．备齐用物携至患者床旁。

3．核对患者并向患者解释此操作的目的及方法，以取得患者合作。

4．屏风遮挡患者，松开盖被，按需给便器。

5．协助患者脱去上衣，解松腰带，露出一侧上肢，下垫大毛巾。

6．将浸有酒精的小毛巾拧至半干呈手套式缠在手上，以离心方向用轻拍法擦拭身体。

7. 擦拭顺序：自颈部侧面沿上臂外侧拍拭至手背，再自侧胸经腋窝沿上臂内侧至手掌。拍拭毕，用大毛巾擦干皮肤，同法擦拭对侧，每侧各擦拭 3 分钟。

8. 嘱患者侧卧，露出背部，下垫大毛巾，用同样手法拍拭全背。擦毕，再用大毛巾拭干，更换上衣。

9. 协助患者脱裤，露出一侧下肢，下垫大毛巾。

10. 擦拭顺序：自髂骨沿大腿外侧拍拭至足背，再自腹股沟沿大腿内侧拍拭至内踝，然后自腰经大腿后侧，再经腘窝至足跟。拍拭毕，用大毛巾拭干皮肤。同法擦拭对侧，每侧下肢各擦拭 3 分钟。

11. 更换裤子，取下热水袋，整理床单位，协助患者盖好被子。

12. 清理用物，按消毒隔离要求处理后，放回原处。

13. 洗手，记录酒精擦浴的时间、效果及患者反应。

14. 半小时后测量体温，绘制在体温单上。

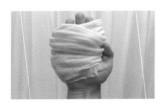

▶ 图 1-123　将酒精纱布套在手上

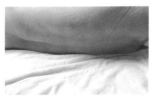

▶ 图 1-124　将浴巾垫在患者身下露出后背

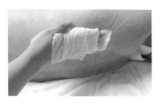 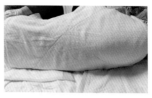

▶图 1-125　用酒精纱布擦拭患者后背　▶图 1-126　擦拭后及时用浴巾拭干皮肤

四. 重点说明

1. 保护隐私。

2. 腋窝、肘窝、腘窝、手心、腹股沟处，擦拭时应稍加用力并适当延长时间，以增加血液循环，促进散热。

3. 禁忌擦拭胸前区、腹部、后颈部、足心部位，以免引起不良反应。

4. 擦浴全过程在 20 分钟以内，以防患者受凉。

5. 擦拭过程中，密切观察患者反应，如出现面色苍白、寒战、呼吸异常时，立即停止擦拭，并通知医生。

6. 记录擦浴时间、效果及患者反应。

7. 擦拭完成 30 分钟后测量体温，如将至 39℃以下，取下冰袋。

8. 血液病患者、新生儿及酒精过敏者禁用该法。

知识拓展

1．为防止擦浴时全身皮肤血管收缩使脑血流量突然增多而引起头痛，酒精擦浴时将冰袋置于头部，并帮助降温，并将热水袋置于足底，促进足底局部末梢血管扩张，有利于散热。

2．酒精擦浴前应评估：患者的病情、年龄、体温、对冷刺激的耐受程度、合作程度、环境是否隐蔽，及患者对擦浴的心理反应。

3．使用 27～37℃ 的 25%～35% 的酒精 100～200ml，以离心方向擦拭四肢及背部，每个肢体及背部各擦 3 分钟。

4．擦拭前头部放冰袋，足部放热水袋。

5．操作过程中随时询问患者的感受，如不适立即停止操作，及时给予相应处理。

6．擦拭完毕取下热水袋，30 分钟后测量体温，体温降至 39℃ 以下撤下头部冰袋。

第二十一节　氧气吸入法

一、操作目的

提高患者血氧含量及动脉血氧饱和度，纠正缺氧。

二、准备用物

一次性使用鼻氧管（内含氧气管和无菌蒸馏

水）、氧气压力表、湿棉签等。

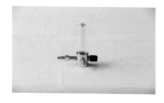

▶ 图 1-127 氧气压力表

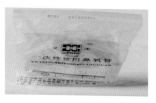

▶ 图 1-128 一次性使用鼻氧管

三、操作步骤

1. 洗手。

2. 备齐用物，如氧气表头、棉签、一次性使用鼻氧管。

3. 携用物至患者床旁，核对患者，向患者解释吸氧的目的及方法。

4. 安装氧气表及湿化瓶，连接氧气管道。

5. 用湿棉签清洁鼻孔。

6. 打开氧气开关，调节氧气流量，连接鼻塞或面罩，确定氧气流出。

7. 将鼻塞插入鼻孔（或面罩罩口鼻部）固定。

8. 观察患者用氧效果。

9. 用氧完毕，取下鼻塞或面罩，关闭氧气。

10. 整理用物。

11. 洗手，记录患者吸入氧流量，使用的时间及患者生命体征变化。

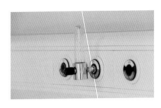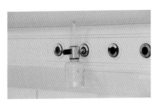

▶ 图 1-129　安装氧气表头　　▶ 图 1-130　连接湿化瓶于氧气表头上

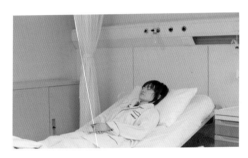

▶ 图 1-131　为患者戴好氧气管，调节好流量

四、重点说明

1. 禁止先插入鼻塞后开氧气，造成呼吸道损伤。

2. 持续吸氧患者应每日清洁鼻塞或面罩，当一次性使用鼻氧管中的湿化液用完以后，需更换一瓶新的鼻氧管内的湿化液。

3. 鼻塞或面罩置于医用垃圾，湿化瓶浸泡消毒。

4. 用氧期间应防火、防油、防震。

5. 氧气筒内氧气切勿用尽，保留 5kg/cm^2 压强，防止外界气体进入引起爆炸。

6. 如果使用氧气瓶，要标示"空"和"满"。

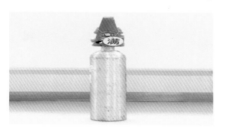

▶ 图 1-132　氧气瓶"满"标识

知识拓展

1. 吸氧浓度％＝ 21 ＋ 4× 氧流量。

2. 若患者缺氧严重，还可选择调氧面罩和储氧面罩。

3. 氧气吸入适应证

（1）肺活量减少：因呼吸系统疾病而影响肺活量者。

（2）心肺功能不全：使肺部充血导致呼吸困难者。

（3）各种中毒引起的呼吸困难患者。

（4）昏迷、脑血管意外、大出血休克、分娩产程过长等患者。

第二十二节　搬运患者的技术

一、操作目的

护送不能起床的患者入院，做检查，治疗或手术。

二、准备用物

平车，毛毯等。

三、操作步骤

1. 备齐用物携至床旁。

2. 核对后，向患者解释操作的目的和配合方法，取得患者合作。

3. 固定床脚。

4. 松开盖被，各种导管及输液装置安置妥当。

5. 一人协助法：患者仰卧屈膝，双手握住床头栏杆或抓住床沿，护士一手托住患者肩部，另一手托住臀部让患者两臂用力，脚蹬床面，托住患者重心顺势移动。

6. 两人协助法　患者仰卧屈膝，两位护士分别站在床的两侧，交叉托住患者颈肩和臀部，两人同时抬住患者移动。

7. 与患者沟通，为患者提供心理支持。

8. 协助患者取舒适体位，整理床单位。

9. 洗手，整理用物。

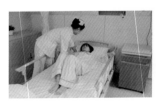
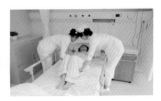

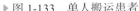

▶ 图 1-133　单人搬运患者　　▶ 图 1-134　双人搬运患者

四、重点说明

1. 搬运前后要认真检查压疮好发部位的皮肤。

2. 搬运动作应轻柔，不可拖拽，可通过提起床单来抬高患者，以减少摩擦力。

3. 在骨隆突部位垫好软枕，避免压力过于集中。

知识拓展

1. 常用力学原理 杠杆原理，平衡原理。

2. 应用人体力学扩大支撑面，减低重心，减少身体重力线的偏移程度，尽量使用大肌肉或多肌肉群，使操作平稳有节律。

第二十三节 皮肤压力伤的危险因素评估

一、操作目的

1. 观察、掌握患者皮肤情况，为制定皮肤压力伤预防措施提供依据。

2. 根据评估结果，为患者提供相关健康指导。

二、准备用物

压力伤危险性评估表、体温计、手电、笔等。

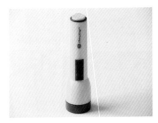

▶ 图 1-135　手电

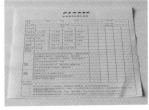

▶ 图 1-136　皮肤压疮评估单

三、操作步骤

1. 携用物到患者床旁。

2. 观察患者神志，根据其神志清醒程度，确定危险性程度。

3. 评价患者控制大小便的能力。

4. 评价患者自主活动程度。

5. 了解患者皮肤对温、痛等刺激的感觉。

6. 观察患者微循环是否良好。

7. 观察患者皮肤是否完好、弹性及营养状况。

8. 通过体重评价鉴别患者是否处于肥胖或消瘦状态。

9. 观察体温变化。

10. 了解患者是否使用镇静剂或类固醇制剂。

11. 根据评价结果制订护理计划及防范措施。

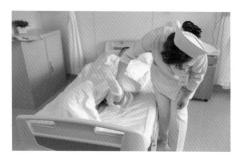

▶图 1-137 检查患者足跟部皮肤

四、重点说明

1. 判断患者是否为意识不清、瘫痪、癌症晚期、长期卧床、营养不良等及高龄患者。

2. 患者的神志情况包括清醒、嗜睡、混乱或昏迷状态。

3. 确认患者是否存在大、小便失禁。

4. 判断患者是否属于医疗需要制动。

5. 判断皮温、皮肤颜色及微血管充盈程度。

6. 标准体重（男）= 身高（cm）-100

（女）= 身高（cm）-102（±10% 均为标准体重，单位 kg）

7. 保持患者被褥干燥、清洁。

8. 防范措施

（1）协助患者经常更换体位，避免局部长期受压。

（2）保持皮肤清洁干燥，避免潮湿、摩擦及排泄物的刺激。

（3）易发生压疮及受压部位要经常按摩，增加局部血液循环。

（4）增进机体营养均衡。

附件

防范患者压疮记录表

科室		姓名		年龄	性别	诊断		
入院日期				转入科室	转入日期	出院日期		
评估内容	分　值				评估日期			
	1分	2分	3分	4分				
对压迫的感知能力	完全丧失	严重丧失	轻度丧失	未受损害				
皮肤潮湿度	持久潮湿	十分潮湿	偶尔潮湿	很少发生				
身体活动程度	卧床不起	局限椅上	偶可步行	经常步行				
改变体位能力	完全不能	严重受限	轻度受限	不受限				
营养状态	差（禁食或补液≥5天或少量流食）	不足（鼻饲或TPN）	适当	良好				
摩擦力和剪切力	有	潜在危险	无					
总评分								

续表

预防措施	告知患者及家属可能出现压疮的危险性，讲解注意事项				
	定时翻身更换体位、减轻皮肤受压、避免摩擦				
	使用①气垫、②气圈、③棉垫、④保护膜等工具				
	保持皮肤及床单位清洁、干燥				
	指导及协助患者移位时，避免牵拉及摩擦皮肤				
	指导患者及家属合理膳食，增强营养				
预防效果	皮肤无异常				
	皮肤局部出现红肿热痛				
	皮肤出现水疱、破溃				
护士签字					

知识拓展

皮肤压力伤危险因素评估项目有哪些？

评估内容应包括：患者神志、控制排泄能力、活动能力、局部感觉、微循环状况、皮肤状况、营养、体重、体温、药物等。

第二十四节　患者跌倒（坠床）危险因素评估

一、操作目的

评价患者是否存在跌倒或坠床的危险，为制定防范措施提供依据。并根据评价结果，为患者提供相关健康指导。

二、准备用物

患者跌倒危险因素评估表、笔等。

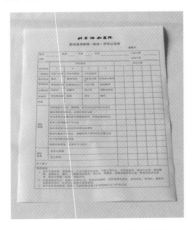

▶ 图 1-138　防范跌倒评估单

三、操作步骤

1. 携用物到患者床旁，评价患者是否存在感知觉障碍。

2. 判断患者是否存在意识障碍。

3. 评价患者肢体活动是否灵活。

4. 了解患者排泄情况。

5. 了解患者是否有用药后的不适反应，如乏力、头晕、蒙眬、视物不清、反应迟钝等。

6. 确定患者床具、活动环境是否安全。

7. 了解患者有无跌倒史及疾病情况。

8. 确定患者是否存在不合作倾向。

9. 根据评估结果，制订护理计划及防范措施。

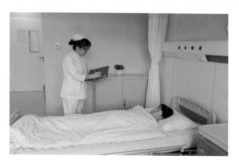

▶图 1-139　根据评估单内容评估

四、重点说明

1. 判断患者的视觉、听觉及语言是否存在障碍。

2. 判断患者是否有谵妄、躁动、兴奋等表现。

3. 判断患者有无四肢乏力、偏瘫、使用助行器。

4. 判断患者有无尿频、腹泻、失禁等。

5. 确定患者有无使用镇静剂、降压药、降糖药、利尿剂及散瞳剂等。

6. 判断房间照明是否合适、地板是否湿滑、走廊有无扶手及有无床档等。

附件：

防范患者跌倒（坠床）评估记录表

病案号

姓名		性别		年龄		科室	
诊断				入院日期		出院日期	
评估内容	评估级别				评估日期		
	A	B	C	D			
一般情况	年 龄 ≥65岁	1年内有跌倒史	合作意愿差				
意识状态	躁动	精神恍惚	间断意识模糊	持续意识模糊			
身体状况	需用助行器	眩晕或低血压	步态不稳	视觉障碍			
近期用药	利尿剂	降糖药	降压药	镇静安眠类			

续表

排泄问题	需协助如厕	尿频	尿急	腹泻				
其他因素								
预防措施	保持地面无水渍、障碍物，病室及活动区域灯光充足							
	悬挂预防跌倒标识，必要时班班交接							
	告知患者及家属可能导致跌倒原因，并采取相应防范措施							
	患者日常用物放于可及处							
	指导患者穿长短合适的衣裤及防滑鞋							
	将呼叫器放于可及处，提醒患者下床时若有必要寻求帮助							
	适当使用床档或约束							
	依据风险程度，必要时专人陪住							
预防效果	未发生跌倒							
	发生跌倒							
护士签字								

第二十五节　管路滑脱危险因素评估

一、操作目的

保障患者治疗安全及生命安全。评价患者是否存在自行拔管及脱管的可能性，为制订防范措施提供依据。并根据评价结果，为患者提供相关健康指导。

二、准备用物

管路滑脱危险因素评估表、笔、胶布、约束带等。

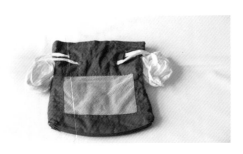

▶图 1-140　约束手套

三、操作步骤

1. 携用物到患者床旁，说明情况。
2. 观察管路插入状态及是否固定牢靠。
3. 观察患者意识状态，是否有谵妄、躁动、蒙眬等表现。
4. 了解患者受教育程度及对所采取护理措施的理解程度。
5. 掌握患者是否存在合作困难倾向。
6. 根据评估结果，制订护理计划及防范措施。

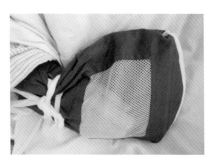

▶图 1-141　为患者约束手

四、重点说明

1. 必要时，可用约束带对患者双手进行约束。
2. 加强宣教，尽量使患者理解，使其产生配合意愿。
3. 对合作困难者，要采取适度的约束并向患者家属说明用意，取得理解。

附件：

管路滑脱报告单

患者一般资料

患者姓名：　　　病历号：　　　管路滑脱发生科室：

性别：□男　□女

年龄（岁）：

　　　　　　　诊断：（第一诊断）

患者来源：□住院　□门诊　□急诊　□日间病房
　　　　　　□其他

入院日期：　　年　　月　　日

入院时 ADL 得分：　　分

自我照顾能力：□自理　□部分依赖　□完全依赖

陪护人员：□有　□无

护理级别：□特级　□Ⅰ级　□Ⅱ级　□Ⅲ级
　　　　　　□其他

文化程度：□小学　　　　□初中　□高中　□大专
　　　　　　□本科及以上　□其他

事件发生情况

脱管发现时间：　　年　　月　　日　　时

置管日期：　　年　　月　　日

发现人：□护士　□医生　□家属　□其他人员

事件发生当班护士职称：□护士　□护师　□主管护师
　　　　　　　　　　　　□副主任护师

工作年限（年）：

导管类型

□胃管　□尿管　□透析管路　□气管插管

□气管切开套管　□鼻饲管　□动脉置管

□深静脉置管　□PICC　□胸腔闭式引流管

□腹腔引流管　□伤口引流管　□心包引流管

□脑室引流管　□其他

续表

患者身体状况
意识状态：□清醒　□意识模糊　□嗜睡　□昏睡 　　　　　□昏迷 精神状态：□平静　□烦躁　□焦虑　□恐惧　□其他 活动能力：□行动正常　□使用助行器　□残肢 　　　　　□无法行动　□其他
脱管原因
□患者自拔　□医护人员操作　□家属协助时　□其他
固定方法
□缝合　□贴膜固定　□气囊　□水囊　□其他
其他
健康教育：□已做　□未做 约束带使用：□有　□无 事件发生前患者是否使用镇静药物：□是　□否 管路滑脱时工作人员：□在患者身边　□未在患者身边 患者既往是否发生过管路滑脱事件：□首次　□第　次
采取措施（可多选）
□重新置管　□脱管部件处理　□诊断性检查　□其他
并发症
□无 □有（□出血　ml　□气栓　□血栓　□窒息　□感染 □气胸　□吻合口瘘　□其他）
报告单位：　　　　　　　　　联系电话：

知识拓展

　　管路滑脱的原因包括：患者烦躁或意识模糊、痛苦、舒适改变；未及时持续使用镇静剂；管道固定方法不当；未采取适当有效的肢体约束；护士知识、经验不足、巡视不及时。

第二章
急救监护技术

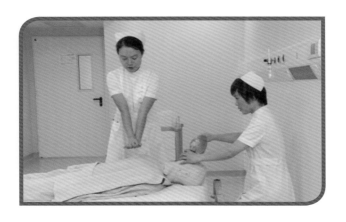

■ 第一节　吸痰法（气管插管或气管切开内吸痰）

一、操作目的

清除上呼吸道内的分泌物，以维持呼吸道通畅。

二、准备用物

中心负压表头、一次性吸痰管（含无菌手套）、一次性负压吸引瓶、氧气装置、听诊器、医用垃圾袋、清洁杯内盛生理盐水。

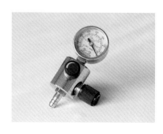

▶ 图 2-1　中心负压表头

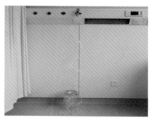

▶ 图 2-2　连接好负压的一次性负压装置

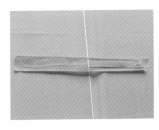 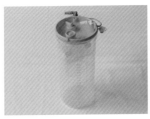

▶ 图 2-3　一次性吸痰管　　　▶ 图 2-4　负压引流袋的桶

三、操作步骤

1. 评估患者主诉，痰量及痰液黏稠程度，口腔、鼻腔情况及其他生命体征：如经皮脉搏血氧饱和度（SpO_2）、心率（HR）、血压（BP）等。

2. 向神志清楚的患者解释吸痰目的及过程。

3. 携用物至患者床旁，助患者取适宜卧位。有义齿者，取下活动义齿。

4. 洗手，戴口罩。

5. 检查吸痰管等无菌物品有效期。

6. 检测吸引器负压是否正常。

7. 吸痰前给纯氧或提高氧流量 1~2 分钟。

8. 打开吸痰管外包装，手套戴于操作手，再用另一只手取吸引头与吸痰管连接。用无菌生理盐水进行试吸，检查负压是否通畅，同时润滑导管前端。

9. 暂闭负压，将吸痰管插至气道或人工气道远端，防止吸附黏膜引起损伤。

10．接通负压，拇指和示指旋转上提吸痰管，吸痰管在气道内时间不得超过 15 秒，连续吸引总时间最好不超过 3 分钟。

11．吸痰过程中，密切观察心电变化及缺氧表现，一旦出现心律失常或 SpO_2 降至 90%，应立即停止吸痰，待生命体征恢复后可再吸。

12．痰液黏稠时，先向气管内注入生理盐水或 2% 的碳酸氢钠 3 ~ 5ml（或遵医嘱）。

13．更换吸痰管，分别抽吸口、咽部和鼻腔分泌物。

14．抽吸完毕，待 SpO_2 回升至 98% 以上时，再将氧浓度或氧流量调回原值。

15．脱下的手套将吸痰管包裹，丢在医用垃圾袋内。

16．保护吸引器头，关闭负压。

17．帮助患者取舒适体位。

18．整理用物。

19．洗手。

20．记录痰液性质、痰量以及病情变化。

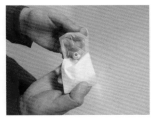

▶ 图 2-5　打开吸痰管外包装

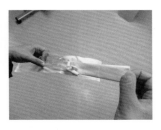

▶ 图 2-6　取出吸痰管中的纸包装

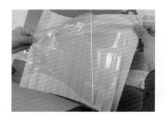

▶ 图 2-7　打开包装纸

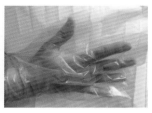

▶ 图 2-8　戴上无菌手套

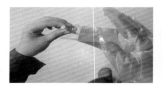

▶ 图 2-9　取出无菌吸痰管

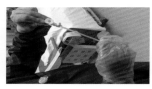

▶ 图 2-10　将吸痰管的头端绕在手上

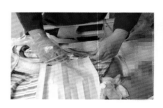

▶ 图 2-11　将吸痰管连接负压吸引接头

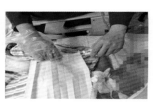

▶ 图 2-12　未戴无菌手套的手关闭负压

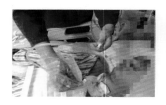

▶ 图 2-13　将吸痰管放入气管切开管中

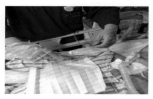

▶ 图 2-14　断开吸痰管与负压吸引器

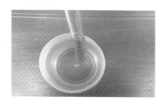

▶ 图 2-15　生理盐水冲洗负压管路

四、重点说明

1. 向患者或家属解释吸痰目的及过程，取得配合。

2. 吸痰前给纯氧或提高氧流量 1~2 分钟。提高血氧含量，降低吸痰时可能出现的缺氧。

3. 注意无菌操作。打开吸痰管外包装，手套戴于操作手，再用另一只手取负压吸引器的吸引头与吸痰管连接。需注意避免污染手套和吸痰管。

4. 暂闭负压，将吸痰管插至气道或人工气道远端。防止气道黏膜损伤及气道内余氧被抽吸。

5. 吸痰管在气道内时间不得超过 15 秒，连续吸引总时间最好不超过 3 分钟。不可将吸痰管反复在气道内插、提，以免损伤呼吸道黏膜。

6. 吸痰用液注明"吸痰用"标记。

7. 吸引瓶用含氯消毒溶液浸泡消毒。

8. 吸痰适应证　吸痰适用于咳嗽无力、咳嗽反射迟钝或消失、会厌功能不全导致痰液不能咳出或呕吐物误入气管的病重、体弱、年老、半昏迷或昏迷及麻醉后痰液黏稠的患者。

9. 吸痰相对禁忌证 声门、气道痉挛者；心血管急症者；缺氧而未给氧者。

知识拓展

1. 吸痰过程中注意观察患者口唇等有无紫绀。患者出现剧烈咳嗽时应将吸痰管轻轻拉出，避免过度刺激。

2. 口咽部、鼻腔、气道分布不同致病菌，应使用不同吸痰管，防止交叉感染。

3. 吸引器压力正常值：成人：40～53.3kPa；儿童：< 40kPa。

第二节 自动洗胃机洗胃法

一、操作目的

1. 清除胃内积血，以免血液流至肠道导致细菌分解产生氨而引起肝病患者肝昏迷。

2. 误食毒物（如安眠药过量、误食农药）时，减少消化道对毒素的吸收。

3. 注入低温溶液使胃血管收缩，达到止血效果。

二、准备用物

洗胃机，弯盘内备：洗胃管、纱布、管夹、

液体石蜡油、胶布、治疗巾或毛巾、灌洗溶液，必要时备压舌板、开口器等。

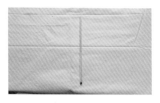

▶图 2-16 水温计

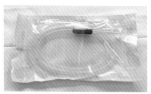

▶图 2-17 胃管

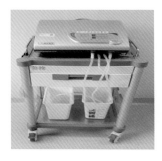

▶图 2-18 洗胃机

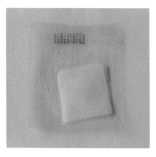

▶图 2-19 液体石蜡油

三、操作步骤

1. 检查洗胃机是否完好，安装好储液瓶。

2. 携用物到患者床旁。

3. 核对后向患者及家属解释洗胃的目的、操作及配合方法。

4. 将灌洗溶液倒入洗胃机储液瓶，接通洗胃机电源，检查自动洗胃机的性能，调节药量流速。

5. 协助患者取舒适卧位，治疗巾铺于患者颈部，弯盘置于患者口角旁。

6. 润滑胃管前端，经口插入 45～55cm，并确定胃管在胃内后，固定胃管。

7. 连接三管　遵医嘱准备灌洗液放入洗胃桶内，3 根塑胶管将灌洗液、胃管、排污桶分别与机器相连。

8. 首先手动吸出胃内容物，必要时留取标本送检。然后将洗胃机调至"自动洗胃"模式。洗胃机冲液量及吸液量约为 300～500 毫升/次。

9. 启动洗胃机，洗胃机开始对胃进行自动冲洗。

10. 洗胃机自动重复"洗胃"、"回抽"操作，至灌洗出的液体澄清、无味后，停止机器工作。

11. 洗胃结束，反折胃管迅速拔出。

12. 帮助患者擦净面部，取舒适体位。

13. 整理用物，消毒处理。

14. 洗手。

15. 记录患者病情、灌洗液名称、液量及洗出液颜色、性质、液量及气味。

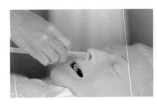

▶ 图 2-20　下胃管

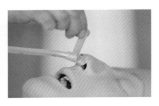

▶ 图 2-21　固定胃管

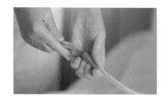
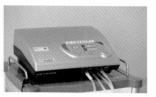

▶ 图 2-22　连接胃管与洗胃机上管路

▶ 图 2-23　开始洗胃

四、重点说明

1. 向患者及家属解释洗胃的目的、操作及配合方法，并得到患者及家属的配合。

2. 操作前充分评估患者，如有活动义齿应先取下。

3. 操作轻柔，缓解摩擦，减轻痛苦。操作过程中注意观察患者生命体征。

4. 洗胃机管路及储液瓶浸泡消毒，洗胃管置于医用垃圾中。

5. 洗胃适应证　清除胃内各种毒物；治疗完全性或不完全性幽门梗阻；治疗急慢性胃扩张。

6. 洗胃禁忌证　腐蚀性食管炎；食管－胃底静脉曲张；食管或贲门狭窄或梗阻；严重心肺疾患。

7. 洗胃机洗胃过程中，如发现管道堵塞，水流减慢，可交替使用洗胃机手动冲液和手动吸液功能，重复冲吸数次，直至管路通畅。然后进行手动吸液，吸出胃内存留液体，然后再继续自动洗胃模式。

知识拓展

1. 中毒物质不明确时，应先进行留取标本后，再洗胃。

2. 如洗出液为血性或患者出现休克，立即停止洗胃并采取紧急措施。

第三节 简易呼吸器使用法

一、操作目的

1. 辅助通气，改善缺氧症状。
2. 用于呼吸复苏。

二、准备用物

简易呼吸器装置（包括面罩、单向阀、球体、进气阀、储氧阀、储氧袋、氧气连接管）、开口器、口咽通气道、氧气、氧气连接管、吸痰管、纱布或卫生纸等。

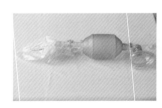

▶ 图 2-24　简易呼吸器

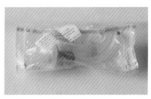

▶ 图 2-25　口咽通气道

三、操作步骤

1. 携简易呼吸器至患者床旁。

2. 通知医生。

3. 连接氧气，调节氧气流量（10L/min 以上）使储气袋充盈。

4. 快速清理患者上呼吸道分泌物（吸痰）、摘除义齿，必要时置入口咽通气道。

5. 患者取仰卧位，松解衣领、腰带。

6. 抢救者应位于患者头部的后方，将患者头部向后仰，并托牢下颌，使其朝上，使气道保持通畅。

7. 面罩扣住口鼻，左手拇指和示指紧紧按住，其他的手指则紧按住下颌（EC 手法），右手挤压球体，将气体送入肺中，规律性地挤压球体提供足够的吸气/呼气时间（如果仅有人工呼吸，呼吸频率为 10～12 次/分，如有人工气道，呼吸频率 10 次/分），患者有自主呼吸，应按患者的呼吸动作加以辅助，与患者同步。

8. 如此反复、有规律地挤压与放松气囊。

9. 直至缺氧症状改善，或抢救工作停止。

10. 整理床单位及环境。

11. 简易呼吸器用后消毒处理。

12. 洗手。

13. 做好护理记录，记录治疗或抢救过程及患者生命体征变化。

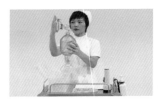 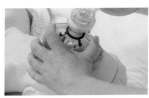

▶图 2-26　检查简易呼吸器是否漏气　　　▶图 2-27　人工通气

四、重点说明

1．用简易呼吸器辅助呼吸时要先清理呼吸道的目的

（1）避免误吸入呼吸道，引起窒息。

（2）正确打开呼吸道方法的使用有利于保持呼吸道畅通。

2．简易呼吸器工作原理　氧气进入球形气囊和储氧袋，通过人工指压气囊打开前方活瓣将氧气压入与患者口鼻贴紧的面罩内或气管导管内，以达到人工通气的目的。

3．使用简易呼吸器的目的

（1）增加或辅助患者的自主通气。

（2）改善患者的气体交换功能。

（3）纠正患者的低氧血症，缓解组织缺氧状态。

（4）为临床抢救争取时间。

4．适应证

（1）患者呼吸困难或停止时，可辅助或强制通气。

（2）气管插管时判定气管插管是否在气道内。

（3）清除气管插管或气管切开管的囊上滞留物。

（4）膨肺麻醉。

（5）危重患者的转运。

5．禁忌证

（1）中等以上活动性咯血。

（2）急性心肌梗死。

（3）未经减压及引流的张力性气胸、纵隔气肿。

（4）大量胸腔积液。

（5）严重误吸引起的窒息性呼吸衰竭。

（6）重度肺囊肿、肺大疱等。

6．有效指征

（1）胸部起伏，历时 1 秒。

（2）生命体征、血氧饱和度（SpO_2）是否改善。

（3）嘴唇与面部颜色的变化。

（4）单向阀是否适当运用。

（5）面罩内是否呈雾气状。

7．简易呼吸器用后如何处理　清洁后，气囊用含氯消毒液擦拭，面罩浸泡于含氯消毒液中消毒。

知识拓展

1. 无外接氧气时必须卸下储气阀和储气袋，不能使用氧气袋作为外接氧气来源。

2. 面罩充气量达到 2/3，约 120ml。

3. 消毒时机

（1）第一次使用的新球。

（2）不同患者使用时。

（3）同一患者使用超过 48 小时。

第四节　心电图机的使用

一、操作目的

1. 记录患者心脏搏动的电位变化，以判断心脏的状态。

2. 用于心律失常、心肌梗死、心绞痛等心脏疾病的诊断依据。

3. 用于电解质紊乱、药物副作用的判断依据。

二、准备用物

心电图机、心电图记录纸、生理盐水棉球、卫生纸。

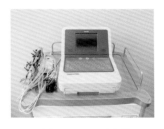

▶ 图 2-28 心电图机

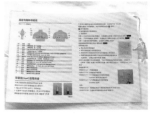

▶ 图 2-29 心电图机的操作说明书

三、操作步骤

1. 检查心电图机是否完好，并将心电图机及用物推至患者床旁。

2. 患者准备

（1）核对并向患者说明检查的目的及方法。

（2）为患者拉上隔离帘。

（3）让患者取下首饰、手表等金属物。

（4）取心电图机连接电源及地线。

（5）协助患者取舒适卧位，暴露双腕部、双踝部及前胸，确定位置。

（6）双腕部及踝部涂盐水棉球擦拭，接肢体导联线：①左手：LA；②右手：RA；③左脚：LL；④右脚：RL。

（7）胸部导联吸球分别接于如下位置：① V1：胸骨右缘第 4 肋间；② V2：胸骨左缘第 4 肋间；③ V3：V2、V4 连线中点；④ V4：左锁骨中线与第 5 肋间交点；⑤ V5：左腋前线与 V4

平行处；⑥ V6：左腋中线与 V4 平行处。

3. 心电图操作程序

（1）打开电源（蓝色）开关，检查各导联。

（2）观察屏幕，可滑动机器右侧侧面滑钮调节屏幕清晰度。

（3）带波形稳定后按下记录键（绿色），分别记录各导联心电图（Ⅰ、Ⅱ、Ⅲ、aVR、aVL、aVF、V1～V6）。

（4）记录完成后，持续按下电源键（蓝色）开关两秒钟关机。

（5）移去各导线，将患者身上的水渍擦净。

4. 协助患者穿好衣服。

5. 移去隔离帘。

6. 整理心电图导线，放置整齐，将心电图机推回护士站。

7. 洗手。

8. 将心电图贴于病历中。

9. 记录患者心电图检查时间及结果，如有异常及时告知医生。

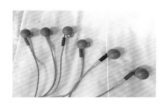

▶ 图 2-30　心电图机的胸前导联吸球

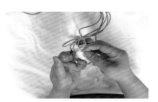

▶ 图 2-31　生理盐水纱球擦拭胸部导联吸球

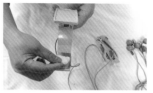

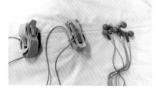

▶ 图 2-32　生理盐水纱球擦拭肢体导联

▶ 图 2-33　做完心电图后清洁整理用物

四、重点说明

1. 核对并向患者说明检查的目的及方法，取得合作。

2. 屏风遮挡，尊重患者隐私。

3. 取下首饰、手表等金属物，避免干扰。

4. 双腕部及踝部涂生理盐水棉球擦拭，或者将生理盐水涂在胸导和肢导接触患者的部位，增加良好接触性，避免干扰波形。

5. 胸部诱导位置，应标上记号。

6. 操作过程中，嘱患者放松，避免肌电混杂。一般选择一个电压。若发现心律失常立即通知医生。

7. 整理导线。导线用酒精棉球擦拭消毒。

知识拓展

1. 关机状态下接好外接电源机器可自动进行充电，大约 3 小时充电完成。

2. 急性心肌梗死的心电图变化主要是：T 波倒置，ST 段弓背向上抬高，出现病理性 Q 波，同时心肌梗死急性期可合并各种心律失常。

第五节　输液泵的使用

一、操作目的

1. 按时、准确地将药物或液体输入患者体内，控制静脉输注的速度或量。

2. 以动力推动点滴，避免高黏度性溶液形成栓塞。

3. 监测静脉输注，避免空气进入血管。

二、准备用物

输液泵、输液泵管路、输液针或套管针、药液、止血带、胶布、输液架等。注射盘内置安尔碘、棉签。

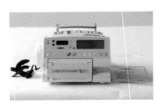

▶ 图 2-34　输液泵

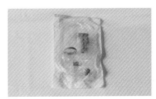

▶ 图 2-35　输液泵管

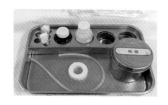

▶ 图 2-36　治疗盘

三、操作步骤

1. 核对医嘱，检查输液泵是否完好。

2. 洗手，戴口罩。

3. 按医嘱配置药液，并经第 2 人核对。

4. 携用物至患者床旁，向患者解释操作目的及配合方法。

5. 将输液泵固定在输液架上，接通电源。

6. 再次核对药液与输液医嘱。

7. 将药液与输液器连接，挂于输液架上，排气。

8. 将输液管路准确地安装在输液泵上。

9. 打开开关，依医嘱调整输液速度（ml/h）。

10. 连接输液针与输液管路，排气。

11. 选择血管，常规消毒皮肤，待干。

12. 行静脉穿刺，见回血嘱患者"三松"，松止血带、松拳、松水止。

13. 固定输液针。

14. 启动输液泵，观察患者输液情况是否正常。

15. 若发现警示声，依显示屏报警提示检查管路、问题处理后，再按启动键。

16. 协助患者取舒适卧位。

17. 整理用物及床单位。

18. 洗手。

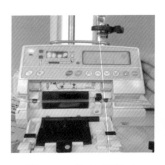

▶ 图 2-37 输液器装入正
面泵内

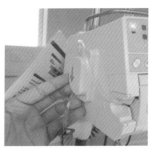

▶ 图 2-38 将输液器卡入
侧面空气探测器卡槽

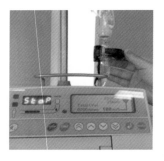

▶ 图 2-39 液滴感应器接
到输液器上

四、重点说明

1. 设备可充电备用。

2. 按医嘱配置药液、严格执行核对制度。

3. 安装输液时可能会发出警示声，应按消音键消音。

4. 见回血嘱患者"三松"，松止血带、松拳、松水止。

5. 注意巡视患者穿刺部位情况，发现渗液必须及时更换静脉输液通路，避免造成组织损伤。

知识拓展

常见报警：输液泵门未关好、有空气、药液无法滴下、电力不足等。

第六节　微量泵的使用

一、操作目的

1. 按时、准确、缓慢地将药物输入患者体内。
2. 以动力推动，避免堵塞静脉通路。

二、准备用物

微量泵、微量泵管路、微量泵专用注射器、药液、胶布。注射盘内置安尔碘（2.5%碘酒、75%酒精）、棉签。

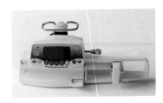

▶ 图 2-40 微量泵

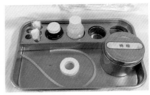

▶ 图 2-41 治疗盘

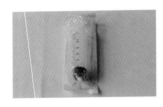

▶ 图 2-42 泵针

三、操作步骤

1. 核对医嘱，检查微量泵是否完好。

2. 洗手，戴口罩。

3. 按医嘱配置药液，并经第 2 人核对。

4. 携用物至患者床旁，向患者解释操作目的及配合方法。

5. 将微量泵固定好，接通电源。

6. 安装好微量泵专用注射器及泵管。

7. 消毒输液针接头，使用注射泵排气，连接泵管与输液针。

8. 启动微量泵，观察患者输液情况是否正常。

9. 输液结束，关闭微量泵电源。

10. 整理用物。

11. 洗手。

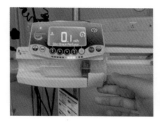

▶ 图 2-43　安装泵针

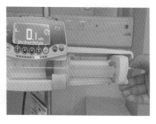

▶ 图 2-44　固定针栓

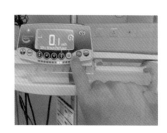

▶ 图 2-45　调节泵速

四、重点说明

1. 设备不用时可先充电。

2. 按医嘱配置药液，并经第 2 人核对。严格执行核对制度。

知识拓展

常见报警：注射泵针未安装好、电力不足等。

第七节 心肺复苏术

一、操作目的

当患者呼吸、心跳停止时，应立即进行人工呼吸和胸外按压，以维持呼吸和循环功能。

二、准备用物

简易呼吸器、硬板。

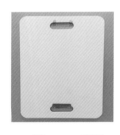 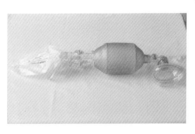

▶ 图 2-46 硬板　　　　　▶ 图 2-47 简易呼吸器

三、操作步骤

1. 评估患者意识及呼救

（1）轻摇患者肩部，高声问："喂，你怎么了？"

（2）早期呼救：及早呼救及取得除颤（AED）。

（3）去枕平卧，拉开被子。

（4）在靠近抢救者一侧触摸颈动脉搏动：示指及中指指尖先触及气管正中部位，然后向旁滑移2～3cm，胸锁乳突肌内侧触摸颈动脉（时间<10秒）。

（5）触摸颈动脉搏动同时判断患者呼吸，观察患者胸廓起伏。

（6）呼叫医生，记录时间。

2．复苏体位

（1）患者仰卧于硬木板或地上，头、颈、躯干平直，双手放于躯干两侧。

（2）解开衣领、腰带，检查并取下义齿。

3．心肺复苏

（1）循环支持 -C

胸外心脏按压技术

1）术者体位：应紧靠患者胸部一侧，为保证按压时力量垂直作用于胸骨，可根据患者所处位置的高低采用跪式或立式用脚凳等体位。

2）按压部位：标准体型的人，在胸骨下半部，两乳头连线中点。

3）按压方法：双手掌根重叠，手指不触及胸壁，肩、手臂与胸骨垂直。

4）按压深度：胸骨下陷5～6cm。

5）按压频率：100～120次/分（保证每次按压后胸廓回弹）。

6）按压与放松比例适当：1∶1。

2）开放气道 -A

・仰头提颏法：一手压前额，另一手抬下颏。

・推举下颌法：（只适用于专业人士怀疑有颈椎损伤时）。

・清除口腔内异物

（2）人工呼吸 -B

方法 1：口对口

1）抢救者用按前额手的拇指和示指，捏闭患者的鼻孔。

2）抢救开始时先缓慢吹气 2 次，以扩张萎陷的肺脏，并检查气道开放的效果（可见胸部抬起）。

方法 2：简易呼吸器

1）保持气道开放位置（仰头提颏法）。

2）将简易呼吸器面罩紧紧扣住口鼻部。

3）挤压气囊 2 次。

4）有效（可见胸部抬起）。

4．除颤 -D

・Collapse（目击倒地）

早期除颤

・延迟到达现场（非目击倒地）

CPR2 分钟

除颤

・每次除颤次数

除颤 1 次

5．行 5 个周期的 CPR（2 分钟）后，检查颈动脉搏动及呼吸（时间 <10 秒），如无搏动则继续行 CPR，如此反复进行，直到呼吸、心跳恢复或宣布临床死亡。

6. 计时结束。

7. 整理用物。

8. 记录心肺复苏时间、过程及患者生命体征的变化。

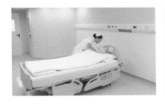

▶ 图 2-48 判断患者意识

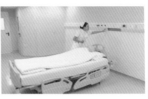

▶ 图 2-49 按呼叫器呼救

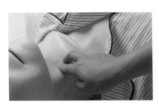

▶ 图 2-50 判断患者颈动脉搏动

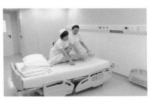

▶ 图 2-51 为患者身下垫硬板

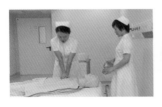

▶ 图 2-52 给予心外按压

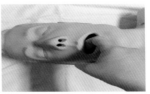

▶ 图 2-53 去除口腔分泌物

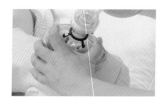

▶ 图 2-54　EC 手法人工通气

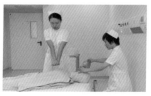

▶ 图 2-55　人工通气时，按压人的手离开胸壁

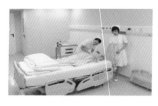

▶ 图 2-56　五个循环后同时判断脉搏和呼吸

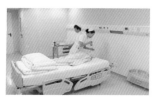

▶ 图 2-57　观察患者瞳孔

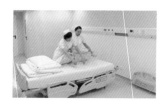

▶ 图 2-58　撤出硬板

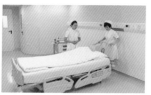

▶ 图 2-59　为患者摆放舒适体位

四、重点说明

1. 判断患者意识时如果认识患者，可直呼姓名。

2. 胸外按压注意事项

（1）按压要快速、用力。

（2）每2分钟（5个循环）人员交换。

（3）尽可能减少胸外按压的中断，尽量将中断控制在10秒钟之内。

（4）按压手法正确。

（5）尽可能不挪动患者。

3．为什么常规推荐仰头提颏法　此方法安全，易行。

4．人工呼吸原则

（1）每次吹气时间为1秒以上。

（2）如果仅有人工呼吸，呼吸频率为10～12次/分，如有人工气道，呼吸频率10次/分。

（3）每次通气可见胸廓运动，历时1秒以上。

5．复苏呼吸与按压比例

（1）无人工气道的复苏（成人单人或双人，婴儿、小儿单人）按压：通气=30：2（30次心脏按压需18秒，2次人工呼吸需6秒）。

（2）婴儿、小儿双人复苏：按压：通气=15：2。

（3）建立人工气道的复苏：按压频率：100～120次/分，通气10次/分。

6．除颤选择能量

（1）单向波—360J。

（2）双向波—120～200J，如果制造商的建议剂量未知，可以考虑使用最大剂量进行除颤。

7．转运患者途中CPR注意事项

（1）转运患者的途中不要停止心肺复苏。

（2）要求：动作迅速、准确、有效。

8．判断心肺复苏的有效指征？

（1）瞳孔缩小，表示大脑有足够氧和血液的供应。

（2）每次按压时有颈动脉搏动，上肢收缩压在60mmHg以上。

（3）刺激眼睑有反应。

（4）有自主呼吸出现。

（5）紫绀减轻，颜面、口唇、甲床及皮肤色泽转为红润。

知识拓展

1．乳癌切除术后，胸外按压部位在：胸骨下端。

2．电除颤时，两个电极板之间相隔距离是：10～20cm。

第八节　除颤仪的使用

一、操作目的

纠正室性、房性心律失常。

二、准备用物

除颤仪、导电糊等。

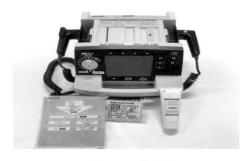

▶ 图 2-60 除颤器

三、操作步骤

1. 做好术前准备，备好各种抢救器械和药品。

2. 患者平卧位，背部垫硬板，充分暴露胸壁。

3. 通过心电监护观察患者心律变化。

4. 打开除颤器电源，根据心电图变化选择"同步"或"非同步"，室颤除颤选择"非同步"。

5. 一名医务人员将除颤器电极板涂抹导电糊后，一个放置右锁骨下胸骨右侧，一个放置在左乳头的左下方。

6. 用较大压力尽量使胸壁与电极板密切接触。

7. 另一名医务人员调节除颤所需能量并开始充电。

8. 一般除颤能量选择：

（1）单向波—360J。

（2）双向波—150～200J（方波）。

（3）120J（线性波形）。

9．放电。

10．两次除颤之间继续进行抢救。

11．遵医嘱给予复苏药物及药液。

12．复苏结束后，整理用物，清洁电极板及除颤器。

13．充电放置、备用。

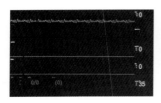

▶图 2-61　监护提示室颤

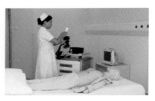

▶图 2-62　旋转涂抹导电糊

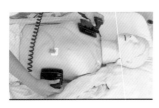

▶图 2-63　除颤位置

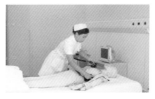

▶图 2-64　除颤

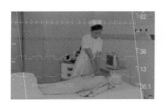

▶图 2-65　除颤后心外按压

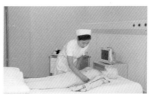

▶图 2-66　擦拭患者皮肤

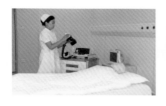 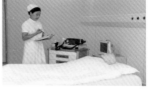

▶ 图 2-67　擦拭电极板　　　▶ 图 2-68　记录除颤过程

四、重点说明

1. 除颤器随时充电，备用。

2. 无心电监护时，如何示波。

打开除颤器电源，将除颤器电极板一个放置在右锁骨下胸骨右侧，一个放置在左乳头的左下方，将导联旋钮放在 Paddles 位置上，即可观察到心电情况。

3. 若心电图显示为快速房颤或室性心动过速，并影响血流动力学变化，则选择"同步"，进行电复律。

4. 保证除颤效果，避免损伤皮肤。

电击部位皮肤可有轻度红斑，疼痛，也可出现肌肉痛，约 3～5 天后可自行缓解。

5. 可否一人单独完成充电过程？

若一人操作情况下，根据患者情况先选择好除颤能量，再放置电极板，用电极板上的充电钮自己控制充电。

6. 电击时任何人不得接触患者及病床，以免触电。

7. 如为细颤，遵医嘱给予肾上腺素，使之转为粗颤后再行电除颤。

8. 除颤过程中密切观察患者生命体征及肢体活动情况。

9. 如何评价电除颤有效？

（1）患者的心律失常得到及时的发现和有效的控制。

（2）根据病人个体情况正确调整能量。

（3）患者安全，无皮肤灼伤等并发症发生。

知识拓展

1. 除颤时下压的力有 5kg。

2. 不提倡用生理盐水和纱布作为导电糊。

第九节　血糖监测技术

一、操作目的

1. 了解患者血糖情况，判断其有无异常。

2. 动态监测血糖变化，了解代谢情况。

3. 为诊断、预防、治疗及采取处置措施等提供依据。

二、准备用物

治疗盘、无菌棉签、75% 酒精、血糖仪、血糖试纸、一次性采血针、记录单。

▶ 图 2-69　血糖仪

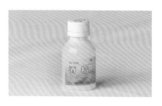
▶ 图 2-70　酒精

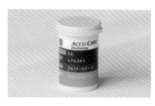
▶ 图 2-71　血糖试纸

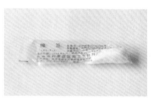
▶ 图 2-72　消毒棉签

三、操作步骤

1. 整洁衣帽，洗手，戴口罩。

2. 检查血糖仪性能，核对试纸代号和有效期，确认血糖仪上的号码与血糖试纸号码一致。备齐用物至患者床旁。

3. 核对患者并解释操作目的及方法，取得配合。

4. 评估患者病情、年龄、意识状态、合作程度、自理能力、心理反应，采血部位的皮肤情况、血液循环情况。

5. 协助患者取舒适体位，清洁患者双手，用75% 酒精消毒采血部位皮肤，待干。

6．插入试纸—开机。

7．再次核对，绷紧皮肤，采血针紧贴皮肤按下，弃去第 1 滴血液（用棉签擦去），第 2 滴血液充满试纸的指示区域。

8．用干棉签按压采血点，直至无出血。

9．再次核对，读取数值，告知患者。

10．取出试纸—关机。

11．协助患者取舒适体位。

12．整理用物，洗手。

13．记录测量结果、时间、是否服用降糖药以及患者进食情况，如有异常及时告知医生。

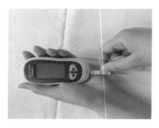

▶ 图 2-73　插入血糖试纸开机

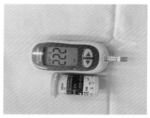

▶ 图 2-74　确认血糖试纸批号

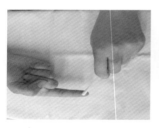

▶ 图 2-75　消毒患者手指

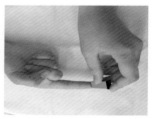

▶ 图 2-76　采血

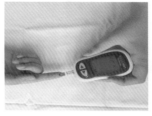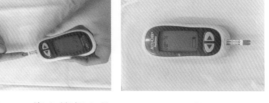

▶ 图 2-77 将血糖仪上的试纸滴上血 ▶ 图 2-78 等待出结果

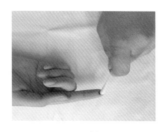

▶ 图 2-79 用棉签压住采血部位止血

四、重点说明

1. 观察监测结果，如发现血糖结果异常，立即通知医生。

2. 血糖仪及血糖试纸定期维护、校正。血糖试纸正确存放，避免受潮、污染。不要触摸试纸的滴血区、测试区。

3. 采血前，确认患者是否符合空腹、餐后2小时及随机血糖测定的要求。确认血糖仪上的号码与血糖试纸号码一致。

4. 采血时，禁止过分挤压，应从掌根向指尖挤，切忌挤压针刺处，以防挤出组织液影响血糖结果。

5. 采血部位尽量不选择指腹，应在手指尖两侧，部位要交替更换。

6. 末梢循环差的患者，采血前局部加温或手臂下垂可以增加采血量。水肿或感染的部位不宜采血。

7. 严重贫血、水肿、脱水、末梢循环不良及采血部位损伤的均会影响结果。

8. 空腹血糖正常值：

（1）一般空腹全血血糖为 3.9 ~ 6.1mmol/L，血浆血糖为 3.9 ~ 6.9mmol/L。

（2）空腹全血血糖 ≥ 6.7mmol/L、血浆血糖 ≥ 7.8mmol/L，2 次重复测定可诊断为糖尿病。

（3）当空腹全血血糖在 5.6mmol/L 以上，血浆血糖在 6.4 mmol/L 以上，应做糖耐量试验。

（4）当空腹全血血糖超过 11.1mmol/L 时，表示胰岛素分泌极少或缺乏。因此，空腹血糖显著增高时，不必进行其他检查，即可诊断为糖尿病。

知识拓展

不同时间段监测血糖的意义

1. 空腹血糖：主要反映的基础状态下（最后 1 次进食 8 ~ 10 小时）没有饮食负荷时的血糖水平，是糖尿病诊断的重要依据。

2. 餐后 2 小时的血糖：反映胰岛 B 细胞储备功能的重要指标，即进食后食物刺激 B 细胞分泌胰岛素的能力。测餐后 2 小时的血糖能发现可能存在的餐后高血糖，能较好地反映进食与使用降糖药是否合适，这是空腹血糖不能反映的。

3. 睡前血糖：反映胰岛 B 细胞对进食晚餐后高血糖的控制能力。是指导夜间用药或注射胰岛素剂量的重要依据。

4. 随机血糖：可以了解机体在特殊情况下对血糖的影响。

如进餐的多少，饮酒，劳累，生病，情绪变化，月经期等。

◾ 第十节 保护性约束

一、操作目的

1. 防止高热、瞻望、昏迷、躁动及危重患者发生坠床、撞伤、抓伤、意外拔管等不良事件，保证患者安全。

2. 确保治疗、护理工作顺利进行。

二、准备用物

约束带：宽绷带、棉垫、肩部约束带、膝部

约束带或尼龙搭扣约束。

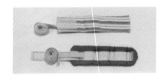

▶图 2-80　约束带

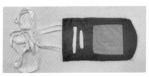

▶图 2-81　约束手套

三、操作步骤

1. 使用宽绷带时，先用棉垫包裹手腕部或踝部，再将宽绷带打成双套结，套在棉垫外稍拉紧。

2. 肩部约束带用宽布制成，长 120cm，宽 8cm，一端制成袖筒式。使用时，患者两侧肩部套上袖筒，腋窝衬棉垫，两袖筒上的细带在胸前打结固定，把两条较宽的长带尾端系于床头，必要时将枕横立于床头。也可将大单斜折成长条，做肩部固定。

3. 膝部约束带用布制成，长 250cm，宽 8cm，宽带中部相距 15cm 分别钉两条两头带。使用时，两膝衬棉垫，将约束带横放于两膝上，两头带各绑住一侧膝关节，然后将宽带两端系于床缘。也可用大单进行固定。

4. 尼龙搭扣约束带用宽布和尼龙搭扣制成。使用时，在被约束部位衬棉垫，将约束带放于关节部位，对合约束带上的尼龙搭扣，松紧适宜，然后将带子系于床缘或床沿下。

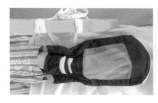 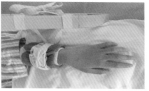

▶ 图 2-82 使用约束手套约束患者手

▶ 图 2-83 使用约束带约束患者手

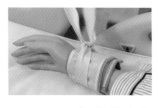 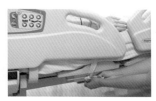

▶ 图 2-84 约束带缠绕打结

▶ 图 2-85 约束带尾端系在床栏上

四、重点说明

1. 注意保护患者的自尊，使用前向患者及家属解释使用保护具的目的，以取得理解与合作。

2. 保护具只能短期使用，用时使肢体处于功能位置，保证患者安全和舒适。

3. 使用约束带时，固定须松紧适宜（以伸进1指为宜）。使用中需专人看护，密切观察约束部位的皮肤颜色，必要时进行局部按摩，以促进血液循环。

4. 记录使用保护具的原因、时间、观察结果、护理措施、解除约束时间。

知识拓展

严格掌握保护具应用的适应证：

（1）使用宽绷带时应避免局部皮肤损伤及肢体脱出。

（2）肩部约束带用于固定肩部，限制患者坐起。

（3）膝部约束带用于固定膝部，限制患者下肢活动。

应用保护具的目的：

1. 防止高热、谵妄、昏迷、躁动及危重患者意识不清而发生坠床、撞伤及抓伤等意外事件的发生，确保患者安全。

2. 确保治疗、护理顺利进行。

3. 尼龙搭扣约束带可用于固定手腕、上臂、膝部、踝部。

第十一节　血氧饱和度监测

一、操作目的

1. 了解患者血氧饱和度情况，判断有无异常。

2. 动态监测血氧饱和度变化，间接了解组织的缺氧状况。

3. 为诊断、预防、治疗及采取处置措施等提供依据。

二、准备用物

血氧饱和度监测仪、记录单。

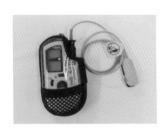

▶ 图 2-86 血氧饱和度仪

三、操作步骤

1. 整洁衣帽，洗手戴口罩。

2. 检查血氧饱和度监测仪，备齐用物至患者床旁。

3. 核对患者并解释操作目的及方法，取得配合。

4. 评估患者生命体征、意识状态、合作程度、自理能力、心理反应，局部皮肤及指（趾）甲情况，末梢循环血液供应情况等。

5. 协助患者平卧位或坐位，四肢放松。清洁局部皮肤及指（趾）甲。

6. 打开血氧饱和度监测仪，连接导联线，将传感器正确放置患者手指，使其光源透过局部组织，保证接触良好。

7．测量完毕，取下传感器，关闭仪器。

8．协助患者取舒适体位。

9．整理用物，洗手。

10．记录结果，如数值过低或变化较大及时告知医生。

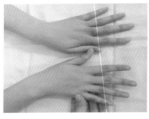

▶ 图 2-87　评估患者指甲情况

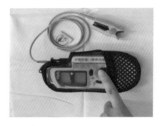

▶ 图 2-88　打开氧饱和度仪

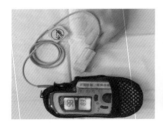

▶ 图 2-89　测量患者心率和血氧

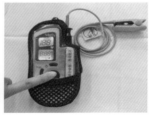

▶ 图 2-90　测量后关机

四、重点说明

1．观察监测结果，如发现患者血氧饱和度结果异常，立即通知医生。

2. 下列情况可影响监测结果 患者发生休克、体温过低、使用血管活性药物及贫血等。周围环境光照太强、电磁波干扰及涂指甲油等也可影响监测结果。

3. 持续监测时，遵医嘱设置报警界限。

4. 注意为患者保暖，体温过低时，采取保暖措施。

5. 观察患者局部皮肤及指（趾）甲情况，持续监测时定时更换传感器位置。

6. 监测期间告知患者不可随意摘取传感器。并避免在监测仪附近使用手机。

知识拓展

目前国内出现了一次性贴附监测探头，这种探头不仅可以应用于指（趾）端，也可用于耳垂、舌边、鼻尖、鼻中隔等处，小儿还可放置在额头、足背皮肤。朱昭琼等经食管监测无创血氧饱和度也取得成功，而且证实其敏感性和精确度远高于外周。

第十二节 心电监测的使用

一、操作目的

监测患者心率、心律变化。

二、准备用物

心电监护仪、电极片、75%酒精、棉签、弯盘、必要时备剃须刀、纱布一块。

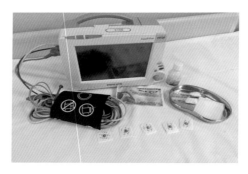

▶图 2-91　心电监护仪

三、操作步骤

1. 核对医嘱，向患者解释心电监测的目的和意义。

2. 患者评估

（1）目前病情、意识状态。

（2）心理状态、语言沟通能力和情绪状态，无焦虑恐惧等情绪。

（3）局部皮肤情况，有无红肿、出血、溃疡、瘢痕，有无粘贴电极的禁忌。

3. 环境评估　环境整洁，光线充足、明亮，没有电磁波干扰，备隔离帘。

4. 衣着整齐，洗手、戴口罩。

5. 将用物及监护仪带至患者床旁，再次核对。

6. 检查监护仪连接是否正确。

7. 连接电源线，打开主机开关。

8. 暴露患者胸部，用 75% 酒精棉签擦净，以减少皮肤阻力。

9. 将电极片连接至监护仪导联线上，按照监护仪标识要求贴于患者胸部正确位置，避开伤口，必要时应当避开除颤部位。

10. 选择导联，保证监护仪波形清晰、无干扰，设置合理的报警界限。

11. 连接血压袖带　被测量肢体与心脏处于同一水平，伸肘并稍外展，将袖带平整的缠于上臂中部，松紧以能放入 1～2 指为宜。袖带下缘应距肘窝 2～3cm，按下血压启动键。

12. 连接经皮血氧饱和度探头于患者指端，使感应区对准指甲。

13. 调节报警参数　心率、血压、脉搏、呼吸、血氧。

14. 协助患者取舒适卧位，整理床单位。

15. 指导患者学会观察电极片周围皮肤情况，

如有痒痛感及时告诉医护人员，不要自行移动或摘除电极片，并告知患者和家属避免在监护仪附近使用手机，以免干扰电磁波形。

16. 整理用物，洗手，记录患者各项生命体征，如有异常及时告知医生。

17. 停止监护　先核对医嘱，推治疗车到床旁向患者解释，关闭监护仪，撤除导联线，清洁粘贴电极部位的皮肤，协助患者取舒适卧位，整理床单位。

18. 记录患者情况及停止监护的时间。

19. 对监护仪导联线等进行清洁和维护。

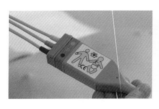

▶ 图 2-92　监护仪心电导联提示

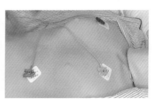

▶ 图 2-93　监护仪心电导联位置

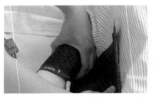

▶ 图 2-94　血压袖带位置

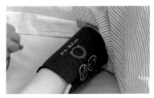

▶ 图 2-95　戴好血压袖带

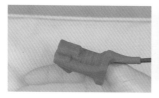

▶ 图 2-96 指氧的位置

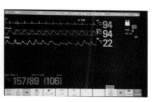

▶ 图 2-97 测量的患者生命体征的数据

四、重点说明

1. 心电监测过程中要密切观察心电图波形，及时处理干扰和电极脱落。

2. 每日定时回顾患者 24 小时心电监测情况，必要时记录。

3. 正确设定报警界限，不能关闭报警声音。

4. 定期观察患者粘贴电极片处的皮肤，定时更换电极片和电极片位置。

5. 对躁动患者应固定电极和导线，避免电极脱位以及导线打折缠绕。

6. 停机时，先向患者说明，取得合作后关机，断开电源。

知识拓展

五电极导联定位：

右上（RA）：胸骨右缘锁骨中线第 1 肋间

左上（LA）：胸骨左缘锁骨中线第 1 肋间

右下（RL）：右锁骨中线剑突水平处

左下（LL）：左锁骨中线剑突水平处

胸导联（C）：胸骨左缘第四肋间

■ 第十三节 胃肠减压的技术操作

一、操作目的

1. 解除或者缓解肠梗阻所致的症状。

2. 进行胃肠道手术的术前准备，以减少胃肠胀气。

3. 术后吸出胃肠内气体和胃内容物，减轻腹胀，减少缝线张力和伤口疼痛，促进伤口愈合，改善胃肠壁血液循环，促进消化功能的恢复。

4. 通过对胃肠减压吸出物的判断，可观察病情变化和协助诊断。

二、准备用物

治疗盘内放胃管、20ml注射器、石蜡油纱布、压舌板、棉签、治疗巾、胶布、听诊器、一次性手套，引流袋。

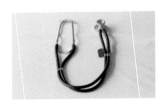

▶ 图 2-98 听诊器

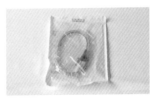

▶ 图 2-99 胃管

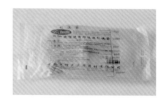 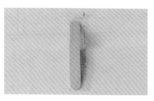

▶ 图 2-100 一次性引流袋　　　▶ 图 2-101 一次性压舌板

三、操作步骤

1. 核对医嘱，评估患者，做好解释，解释操作目的及配合方法。

2. 洗手、戴口罩。

3. 备齐用物携至患者床旁，再次核对患者身份。

4. 协助患者取坐位或平卧位。

5. 患者颌下铺治疗巾。

6. 棉棍清洁鼻腔，准备胶布。

7. 打开胃管外包装，石蜡油纱布包装，备好注射器。

8. 戴手套，测量胃管插入长度，润滑胃管前端 15～20cm。

9. 选择通气鼻孔，胃管插入 14～16cm 处（咽喉部），嘱患者做吞咽动作。

10. 将胃管缓慢插入所需长度（约 50cm）。

11. 胃管固定于鼻翼及面颊部。

12. 胃管末端接引流袋，用别针别于床头，低于鼻腔位置。

13．撤出用物，用治疗巾协助病人擦口、鼻、面部，协助患者取舒适体位，整理床单位。

14．整理用物，洗手。

15．记录插胃管时间及患者反应，以及引流物的颜色、性状和量，如有异常及时告知医生。

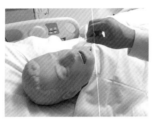

▶图 2-102　清洁患者鼻腔　▶图 2-103　打开胃管包装

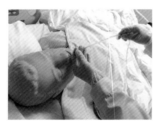 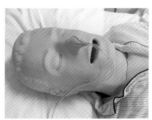

▶图 2-104　放置胃管　▶图 2-105　固定胃管

四、重点说明

1．插入胃管长度　发际至剑突或由鼻尖经耳垂至剑突。

2．如发生呛咳等情况，表示误入气管，应立即拔出，休息片刻后重插。

3．判断胃管位置的方法

（1）胃管连接注射器，回抽胃液。

（2）将听诊器放在胃部，用注射器注入 10～20ml 空气，听有无气过水声。

（3）胃管末端放入水中，观察是否有气泡溢出。

4．确认胃管插入胃内后，方可连接胃肠减压装置。

5．妥善固定胃肠减压装置，防止变换体位时加重对咽部刺激，以及受压、脱出影响减压效果。

6．胃肠减压期间，注意观察患者水、电解质及胃肠功能的恢复情况。

7．留置胃管期间应加强患者的口腔护理。

知识拓展

如何提高为昏迷患者插胃管的成功率？

答：昏迷患者因吞咽及咳嗽反射消失，操作过程中不能合作。为提高插管的成功率，插管时应先将患者头后仰，当胃管插至会厌部（约 15cm）时，将患者头部托起使下颌尽量靠近胸骨柄以增大咽喉部通道的弧度，便于胃管端沿咽后壁滑行，之后插入预定长度。

第十四节　脑室引流管的护理

一、操作目的

1．常用于脑外科疾病的诊断、治疗及颅压

监护。

2. 脑室持续引流可有效地缓解颅内高压，改善病情。

二、术后护理

1. 休息　患者绝对卧床，床头抬高 15°~30°，便于静脉回流，降低颅压及减轻脑水肿。

2. 引流过程中，要注意观察患者的神志、生命体征及病情变化，发现呼之不应等意识失常情况应及时通知医生，并注意肢体活动情况。需及时检查引流管是否通畅。过程中若患者病情有异常改变，应及时通知医生进行相应处理。

3. 引流管的位置　引流袋悬挂于床头，高于外耳道 10~15cm 或遵医嘱，不可随意移动引流袋的高度，位置过高影响脑脊液引流，使颅压增高，过低时脑脊液流失，导致颅压降低。

4. 引流速度及量　正常脑脊液每日分泌 400~500ml，故每日引流量以不超过 500ml 为宜。而颅内感染患者因脑脊液分泌过多，引流量可适当增加。

5. 保持引流通畅　引流管不可受压，扭曲，折叠，要适当限制患者头部活动范围，活动及翻身时应避免牵拉引流管。注意观察引流管是否通畅，若引流管不断有脑脊液流出，管内的液面随患者的呼吸、脉搏等上下波动表明引流管通畅；若引流管无脑脊液流出，应及时通知医生。

6. 观察引流液的颜色、量及性状　正常脑脊液无色透明，无沉淀，术后 1～2 天脑脊液可呈血性，以后转为橙黄色，若脑脊液中有大量血液，或血性脑脊液的颜色逐渐加深，常提示有脑室内出血。脑室引流时间不超过 5～7 天，时间过长有可能发生颅内感染。

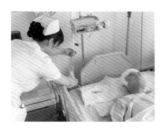

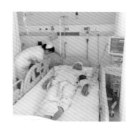

▶ 图 2-106　测量脑脊液的高度

▶ 图 2-107　观察脑脊液颜色

三、重点说明

1. 防止引流管脱出是脑室引流成功的关键，对于清醒者应向其解释并指导其取得主动合作，对于意识障碍者应使用约束带加以约束。引流管位置要妥善固定，防止脱落。

2. 一旦引流管脱出，切不可将其插回脑室内，应用无菌敷料覆盖创口，并立即通知医生处理。若为连接管接头处脱开，应及时关闭引流管

上下端，通知医生，在无菌操作下迅速更换引流
装置。

知识拓展

行脑室引流的患者如何转运？

搬动患者时先夹闭引流管，待患者安置稳定后
再打开引流管。

第十五节 中心静脉压的监测

一、操作目的

持续监测中心静脉压，可了解患者外周循环
与心功能状态。中心静脉压的监测对处理休克有
重要指导意义，适用于严重休克，原因判断困难；
尿少或无尿，原因不明；严重水电解质紊乱，难
以保持平衡。等情况也可指导大量补液、输血时
的进液量及速度。

二、准备用物

多功能监护仪，监护仪压力模块及导线，一
次性使用有创压力传感器，肝素钠，软包装生理
盐水注射液，加压输液袋，输液架，中心静脉导
管，治疗盘，注射器，无菌治疗巾。

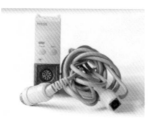

▶图 2-108 压力模块

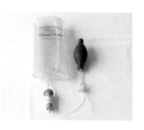

▶图 2-109 加压输血器

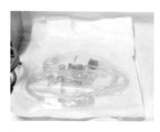

▶图 2-110 压力传感器

三、操作流程

1. 核对医嘱，评估患者深静脉状况和全身情况。

2. 操作准备

（1）护士：着装规范、仪表端庄、态度认真，洗手、戴口罩。

（2）环境：整洁，安全。

（3）根据患者凝血功能，按照医嘱准备含或不含肝素的生理盐水。

3. 床旁操作

（1）备齐用物至床旁。

（2）向患者解释操作的目的。

（3）连接监护仪、压力模块、导线及传感器数据端。

（4）消毒患者静脉通路接头，用无菌注射器判断是否通畅。连接生理盐水和传感器输液端，排气后连接通畅的静脉通路。软包装生理盐水注射液置于加压输液袋内，并加压至出现绿色刻度线。

（5）摆好患者体位，放平床头，取平卧位。

（6）打开监护仪，检查管路，传感器输液端至静脉通路连接良好，管路无打折，无脱开。再次确认管路通畅：开放传感器所有输液开关，应见监护仪CVP波形高抬。

（7）将传感器的换能器零点固定于患者平卧位腋中线第四肋间，即患者右心房水平。通过传感器输液端的三通连接换能器零点与大气。

（8）监护仪选择归零CVP。待CVP数值显示为"0"，通过传感器输液端的三通连接换能器零点与患者静脉通路。此时应见相对规律的波形曲线，记录压力数值。

（9）传感器输液端接头与三通处用无菌治疗巾包裹，保持清洁。

（10）协助患者取舒适卧位。

（11）终末处理，整理用物，洗手。

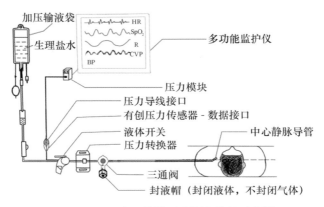

▶ 图 2-111 中心静脉压监测安装的示意图

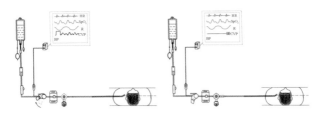

▶ 图 2-112 打开水止冲洗 ▶ 图 2-113 校准压力 "0"
管路

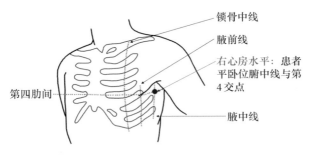

▶ 图 2-114 测量时的压力传感器位置

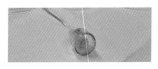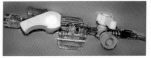

▶图 2-115 压力传感线与 监护仪连接段

▶图 2-116 压力测量的感 受器

四、重点说明

1. 严格无菌操作,保证无气体进入管路。

2. 人体位会影响测压结果,每次测压前均应校正压力传感器"0"点。

3. 患者躁动、咳嗽、屏气及使用呼吸机均会使测量的压力偏高。

4. 导管应保持畅通,否则会影响测压结果。

5. 测压前禁止通过 CVP 测量腔应用血管活性药物和胶体类液体,注意使用生理盐水冲洗测压管路,以保持通畅。

6. 正常值为 $5 \sim 12cmH_2O$ 或者 $2 \sim 8mmHg$。中心静脉压降低并且血压低时,提示有效血容量不足;中心静脉压升高伴血压低,提示存在明显右心功能不全,有发生肺水肿的可能,应及时报告医生,遵医嘱处理。

7. 读数全程,接换能器零点位于患者右心房水平。

知识拓展

CVP	BP	提示	处理
↓	↓	有效血容量不足	迅速补液补充血容量
↑	↓	心功能不全	强心利尿扩血管，给氧，减慢输液速度
↑	正常	容量负荷过重	扩张血管
进行性↑	进行性	严重心功能不全或心包填塞	专科诊疗
正常	↓	心功能不全或血容量不足	补液试验

第十六节　包扎技术

一、操作目的

1. 帮助止血，吸收伤口流出的液体。
2. 固定骨折，尤其是开放性骨折。
3. 保护伤口，防止污染，减少感染机会。
4. 固定覆盖在伤口上的敷料，如纱布块。

二、准备用物

弹力绷带、三角巾、无菌方纱、生理盐水、胶布、治疗盘、医用垃圾桶、生活垃圾桶。

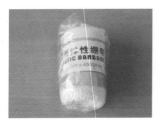

▶ 图 2-117 弹力绷带

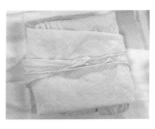

▶ 图 2-118 三角巾

三、操作步骤

1. 肘部绷带包扎 肘部包扎应由伤口的低处，先左后，从上到下进行缠绕，应使肘关节屈曲后再包扎。先在前臂上方绕一圈半，然后把绷带斜斜地横过肘部及上臂，在此平绕三圈半，再以8字法环绕前臂、肘部及上臂，反复缠绕，直到把整个肘部覆盖，注意不要把结打在肘部。

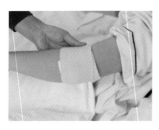

▶ 图 2-119 包扎伤口

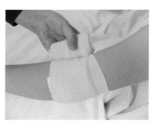

▶ 图 2-120 环绕伤口

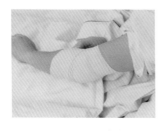
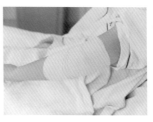

▶ 图 2-121 8 字包扎 ▶ 图 2-122 包扎后固定

2. **手部绷带包扎** 先在手部上方环绕两圈，然后向下绕手部一圈，再绕回到手部上方一圈，交替缠绕，直到整个手部、腕部均被覆盖为止，注意不要把结打在伤口上。

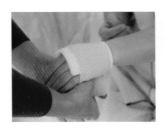
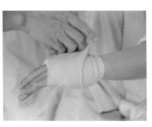

▶ 图 2-123 手部加压止血 ▶ 图 2-124 上部环绕

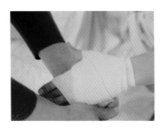
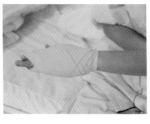

▶ 图 2-125 下部环绕 ▶ 图 2-126 包扎后固定

3. 头部风帽式包扎　先将三角巾顶角和底边中央各打一个结，使三角巾形状类似风帽。把顶角的结放在患者前额，底边中央的结放在头后部，包住头部。再拉住两个底角，在下颌处交叉，再绕到头后部，在底边中央的结上打结。

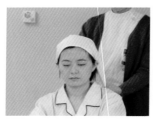

▶ 图 2-127　包住头部

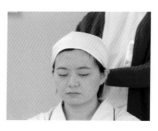

▶ 图 2-128　在头后打结

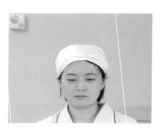

▶ 图 2-129　头顶系外科结

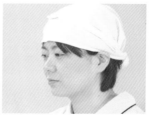

▶ 图 2-130　包好的侧面

4. 前臂三角巾包扎　将三角巾展开置于胸前，三角巾顶角朝向伤肢的手肘；把三角巾的底角经过肩、颈，落在伤肢一边的肩膀。屈曲伤肢肘部，手掌置于胸前，高于肘部。拉起另一底角，承托前臂，与另一底角打结。露出指甲部位，以观察指端颜色。

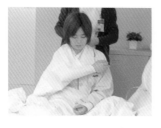 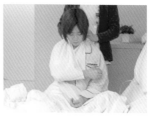

▶ 图 2-131 绕过胳膊对角到颈后　▶ 图 2-132 在颈后打结

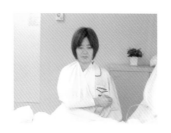

▶ 图 2-133 包好的前臂三角巾

四、重点说明

1. 检查伤势，暴露伤口。发现受伤的人，应先充分暴露受伤的部位，检查伤势。

2. 根据伤口的出血情况选择包扎方法。

3. 出血速度快、量大，采用加压包扎，或者加压包扎加止血带进行止血。

4. 出血速度慢、量少，应先清洗伤口再行包扎。

5. 有的外伤出血患者需要先用生理盐水清洗后并用无菌纱布进行覆盖。

知识拓展

1. 包扎不宜过紧，以免压迫组织引起局部肿胀。

2. 包扎四肢时应将指（趾）端外露，以便于观察血液循环。

3. 包扎时伤口应先用无菌敷料盖住，并从远端往近端缠绕。

4. 不要使用潮湿的绷带，以免干后收缩可能过紧。

5. 在肢体的骨隆突处应垫棉垫。

第十七节 气管插管的配合

一、操作目的

气管插管术用于全身麻醉手术，呼吸衰竭、心跳骤停的复苏抢救，以达到保持患者呼吸道通畅，防止呕吐物或返流物所致误吸窒息，清除气管、支气管内分泌物或脓血，便于气管内给药的目的。医护默契的气管插管配合，可以最大限度加快抢救速度，提高抢救成功率，从而挽救患者生命。

二、准备用物

气管插管全套（麻醉喉镜手柄和喉镜、气管导管、导管管芯、注射器、听诊器、牙垫、口咽、宽胶布），面罩、简易呼吸器、负压吸引装置、吸痰管、生理盐水、灭菌注射用水、氧气、呼吸机、心电监护仪、各种抢救药品。

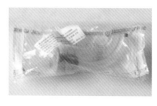

▶ 图 2-134　口咽通气

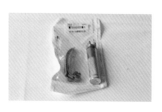

▶ 图 2-135　喉镜叶片

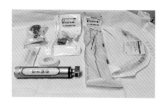

▶ 图 2-136　气管插管及导丝

三、操作步骤

1. 护士评估患者病情、合作程度、呼吸、意识状态。

2. 插管前医生应常规实施有关检查（鼻腔，

牙齿，张口度，颈部活动度，咽喉部情况），并对下列问题做出决定。

（1）选用何种插管途径（经口或经鼻）和麻醉方法（全麻或清醒）。

（2）是否存在插管困难问题，需采取何种插管方法解决。

3. 环境准备

（1）将所需用物移至床边。

（2）病床外移，保证医生在床头有充裕操作空间。

（3）固定病床，撤去床头挡板。

4. 气道准备。

（1）连接简易呼吸器与面罩，接氧气，予患者简易呼吸器面罩通气。

（2）患者去枕平卧，抬高肩部，开放气道。

（3）准备吸痰用物。

（4）观察 SpO_2，加压给氧。CE 手法固定简易呼吸器面罩加压给氧 2 次，每次胸廓应有起伏，使 SpO_2 在 90% 以上。

5. 气管插管准备

（1）另一个护士准备气管插管。遵医嘱选择相应规格的气管插管，用注射器注射空气检查充气套囊是否漏气。

（2）在插管内放入导丝并塑形，有条件可在气管插管前端和套囊涂好无菌润滑油，气管插管放在外包装内，床头右侧。

6．置入气管插管。

（1）根据医生指示给予吸痰，注意无菌操作。

（2）必要时可从颈部向后轻压喉结，或向某一侧轻推，以帮助医生取得最佳视野利于气管插管插入，患者若不配合，另一护士可根据口头医嘱对病人用镇静麻醉药物。

7．确认插管位置

（1）给插管气囊充气，充后立即用简易呼吸器通气，在通气时观察双侧胸廓有无对称起伏，并用听诊器听呼吸音。

（2）以双肺呼吸音对称与否判断气管插管的位置正确无误，确定气管插管深度。

8．固定插管

（1）一手固定插管，另一手放置牙垫或口咽通气道，牙垫缺口对准插管。放好牙垫，使其不压迫口唇。

（2）一手固定插管牙垫，另一手固定第 1 条胶布，先绕气管插管一圈。固定第 2 条胶布，使两条胶布呈 X 形，胶布的四端分别在双侧下颌角和颧骨。

9．固定插管同时另一护士给予患者氧气吸入，或遵医嘱给予呼吸机应用。

10．给予正确的患者体位，连接床头，整理床单元。

11．终末处理 做好气管插管深度的标记，并测量气囊压力。

12．洗手，完善护理记录。

13．补充气管插管用物，处于备用状态。

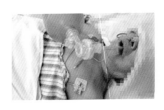

▶ 图 2-137　简易呼吸器判断插管位置

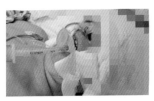

▶ 图 2-138　胶布固定气管插管

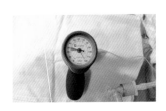

▶ 图 2-139　气囊压力表测量插管气囊压力

四、重点说明

1．整个操作中注意无菌技术，避免医源性感染。

2．动作迅速而轻柔，减少声门损伤。

3．操作熟练规范，动作连贯性强，与医生配合默契，提高抢救成功率。如医生操作不成功，暂停气管插管，即予简易呼吸器面罩加压通气。

4．注意患者在操作过程中的生命体征的观

察，保障患者安全。如发现心律失常、心搏停止，即予电除颤或胸外按压。

5. 妥善固定气管插管，避免气管插管脱出或位移。

6. 如患者清醒，注意交流安抚。

知识拓展

1. 为何经口气管插管时患者抬高肩部，头部尽量后仰？

患者头部后仰是为了暴露声门。正常情况下，口轴线、咽轴线、喉轴线相交互成夹角，为了达到暴露声门的目的，必须头后仰使这三条线重叠，从而便于导管置入。

2. 气管插管易误入哪侧主支气管，为什么？

右主支气管较左主支气管粗、短而陡直。因此，气管插管过深时，易误入右主支气管。

3. 气管插管合适位置是什么？

经口导管尖端至门齿的距离，成人通常为 22cm ± 2cm，经鼻导管尖端至门齿的距离，成人通常为 27cm ± 2cm，12 岁以下儿童经口导管尖端至唇（12+ 年龄/2）cm。

第十八节　深静脉穿刺的配合

一、操作目的

协助医生快速、准确、无菌地为患者留置中

心静脉置管。

二、准备用物

1. 中心静脉穿刺套装。
2. 治疗包，铺巾，隔离衣。
3. 无菌手套、口罩、帽子。
4. 洗必泰、2%利多卡因、肝素钠、生理盐水。
5. 10ml注射器、肝素帽、缝针、无菌敷料。

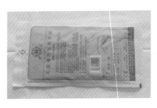

▶图 2-140　无菌手套

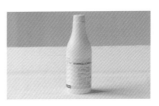

▶图 2-141　洗必泰消毒液

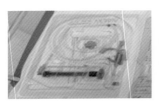

▶图 2-142　中心静脉导管

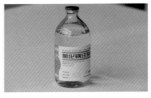

▶图 2-143　生理盐水

三、操作步骤

1. 医生定位好穿刺点后，为患者摆体位
（1）颈内静脉：

1）去枕平卧，头转向对侧。

2）肩背部垫一薄枕，取头低位 10°～15°。

（2）锁骨下静脉：

1）上肢垂于体侧并略外展，头低位 15°。

2）肩后垫小枕（背曲），使锁肋间隙张开，头转向对侧。

（3）股静脉：协助患者取平卧位，腹部大的患者应把床头放平，暴露出腹股沟。

2．协助医生穿隔离衣。

3．协助医生抽吸局麻药物，在消毒铺巾后，打开局麻药物（利多卡因），不跨越无菌区且高于腰上，面向医生，便于医生抽吸药物。

4．固定管路后，协助医生妥善粘贴贴膜，避免穿刺点处有气泡存留。

5．颈静脉和锁骨下置管后，X-RA 确定置管位置是否正确。

6．确定置管位置正确后，将外周液体移至中心静脉，并遵医嘱调节液速。

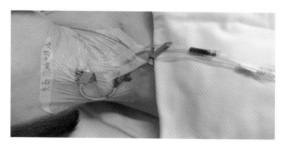

▶ 图 2-144　穿刺后导管的固定

四、重点说明

1. 穿刺过程不顺利时，应密切关注患者生命体征。

2. 误穿动脉立刻把针后，手指按压 5 ~ 10 分钟，以防血肿。

3. 严格无菌操作。

知识拓展

治疗结束决定拔出导管时，先消毒局部皮肤，拔除导管，再消毒局部，用无菌纱布压迫穿刺点约 5 分钟，防止发生血肿，并覆盖无菌敷料，以保护局部，防止感染，必要时剪下导管末端送检。

第十九节　PICCO 监测的配合

一、操作目的

保证监测的准确性，并进一步掌握患者的病情变化。

二、准备用物

冰水混合生理盐水、3 ~ 5 个 20ml 注射器、无菌手套、口罩、帽子。

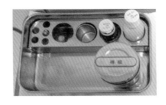

▶ 图 2-145　治疗盘

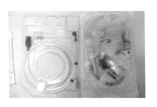

▶ 图 2-146　PICCO 管路

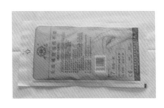

▶ 图 2-147　无菌手套

三、操作步骤

1. 测量前为患者摆好体位

（1）保持平卧位。

（2）置管侧肢体避免弯曲，利于导管通畅。

2. 准备测量所用液体

（1）液体一般为冰水混合的生理盐水。

（2）与血液温度相差 12℃以上。

（3）使用 20ml 注射器抽吸 3 组 15~20ml 冰盐水备用。

3. 配合医生进行热稀释定标

（1）定标时应停止血液净化等一切影响血容量的操作，根据患者病情的轻重情况，考虑是否停止中心静脉输液治疗。

（2）每次监测前需校正中心静脉压及动脉血压，中心静脉压力感应器在调整零点时应置于腋中线第4肋间或右心房水平。

（3）定标一般为3次，把冰盐水在4秒内匀速注入管路。

4. 保持管理通畅

（1）避免管路打折，予以妥善固定，并使用无菌纱布或治疗巾包裹。

（2）保证动脉置管连接的冲洗盐水置于加压液袋内，压力维持在300mmHg，冲洗速度为3～5ml／h。

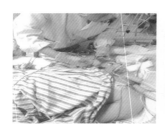

▶ 图2-148 注射4度冰盐水

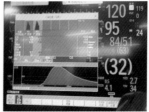

▶ 图2-149 监护仪上测出的PICCO数据

四、重点说明

1. 医生根据患者的体重计算定标所需冰盐水的用量，一般在15～20ml之间。

2. 持续冲洗的生理盐水需要根据患者的病情

及凝血情况加入适当的肝素，起到抗凝作用，一般肝素配比为 2~4U/ml，也有无需加入肝素的情况。

3. 一旦发现导管内有血凝块时，应当及时疏通，在冲洗管路时避免空气进入，防止动脉栓塞。

4. PICCO 管路一般可留置 10 天，应严格遵守无菌操作，避免感染，按要求更换穿刺处敷料。

5. 每日测量腿围，观察有无肢体肿胀和静脉回流受阻，每日判断足背动脉搏动，关注皮温变化，发现异常及时告知医生。

知识拓展

1. 拔管后遵医嘱留取培养标本送检。

2. 拔管后按压穿刺点至不出血，静脉穿刺点按压 5~10 分钟，动脉穿刺点 10 分钟以上，有出血倾向者、导管留置时间长或存在其他出血可能者加长按压时间。

3. 停止按压后，局部覆盖无菌纱布敷料，继续关注局部止血效果。

■ 第二十节　冰毯的使用

一、操作目的

主要用于全身降温。广泛应用于颅脑疾病术

前、术后的亚低温及各种类型的顽固性高热不退患者。

二、准备用物

冰毯主机、毯面、传感器、灭菌注射用水、中单。

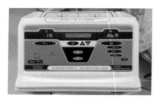

▶ 图 2-150 冰毯机

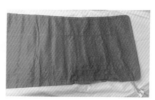

▶ 图 2-151 冰毯

三、操作步骤

1. 将毯面平铺于患者身下，无打折。毯面与患者间用中单衬垫。

2. 主机注入灭菌注射用水至操作面板上的水格窗底部。

3. 连接电源、水毯和温度传感器。

4. 打开电源，机器自检通过。

5. 将温度传感器置于患者肛门内。

6. 选择模式。

7. 达到预期患者温度、维持患者温度或结束。

8. 关机，10 分钟后毯内水自动回至水箱。

9. 拔掉电源，断开毯子和体温传感器。

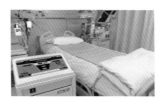 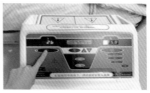

▶ 图 2-152　冰毯放置的位置　　▶ 图 2-153　选择降温模式

四、重点说明

1. 毯面应平铺于患者身下（双肩至双腿），不要触及颈部，以免因副交感神经兴奋而引起心跳过缓。毯面及连接管避免打折受压。

2. 冰毯与患者之间衬垫双层中单，避免肢体直接接触冰毯引起不适，也可及时吸除因温差存在产生的水分，床单一旦浸湿要及时更换。

3. 使用降温模式时应密切观察患者生命体征变化，如发生寒战、面色苍白和心率呼吸血压变化时应立即停止使用。每小时翻身 1 次，避免低温下皮肤受压，血液循环速度减慢引起局部循环不良，产生压疮。

知识拓展

新生儿的温度设定是多少？

新生儿温度设定不得低于 15℃。

第三章
无菌相关技术操作

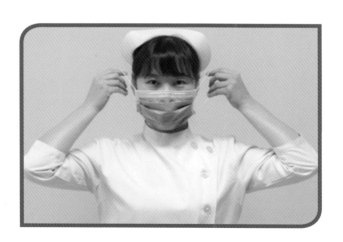

第一节　穿脱隔离衣

一、操作目的

1. 保护工作人员和患者。
2. 避免交叉感染。
3. 避免无菌物品或无菌区域被污染。

二、准备用物

隔离衣、口罩、手套等。

三、操作步骤

1. 穿隔离衣

（1）戴好口罩及帽子，取下手表，卷袖过肘（冬季卷过前臂中部即可）。

（2）手持衣领取下隔离衣，清洁面朝自己。

（3）将衣领两端向外折齐，对齐肩缝，露出袖子内口。

（4）右手持衣领，左手伸入袖内；右手将衣领向上拉，盖住肩膀并使左手露出。

（5）左手持衣领，右手伸入袖内，同法穿好。

（6）举双手将颈部带子系好。

（7）扎好袖口（此时手已污染），松腰带活结。

（8）将隔离衣一边约在腰下 5cm 处渐向前拉，直到见边缘，捏住；同法捏住另一侧边缘。

（9）双手在背后将边缘对齐，向一侧折叠，一手按住折叠处，另一手将腰带拉至背后压住折叠处，将腰带在背后交叉，回到前面系好。

2. 脱隔离衣

（1）解开腰带，在前面打一活结。

（2）解开两袖口，在肘部将部分袖子套塞入袖内，便于消毒双手。

（3）消毒清洗双手后，解开领扣，右手伸入左手腕部套袖内，拉下袖子过手；用遮盖着的左手握住右手隔离衣袖子的外面，将右侧袖子拉下，双手转换渐从袖管中退出。

（4）用左手自衣内握住双肩肩缝撤右手，再用右手握住衣领外面反折，脱出左手。

（5）左手握住领子，右手将隔离衣两边对齐，挂在衣钩上。

（6）不再使用的隔离衣清洁面向外，卷好后投入污染袋中。

（7）彻底清洗双手。

四、重点说明

1. 有破洞或潮湿的隔离衣应立即更换。

2. 隔离衣须全部覆盖工作衣。

3. 注意勿触及面部。

4. 注意手勿触及隔离衣内面。

5. 穿隔离衣后，只限在规定区域内进行工作，不允许进入清洁区。

6. 若挂在非污染区，隔离衣的清洁面向外，挂在污染区，则污染面朝外。

7. 隔离衣应每天更换。接触不同病种患者时应更换隔离衣。

◇ 穿隔离衣

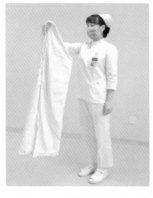

▶ 图 3-1　手持隔离衣，清洁面朝自己

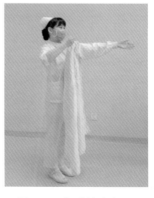

▶ 图 3-2　右手持衣领，左手伸入袖内

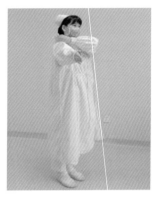

▶ 图 3-3　左手持衣领，右手伸入袖内

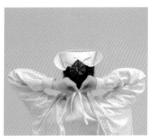

▶ 图 3-4　举双手将颈部带子系好

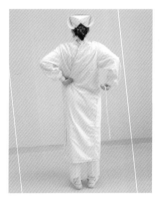

▶ 图 3-5　双手在背后将边缘对齐，向一侧折叠

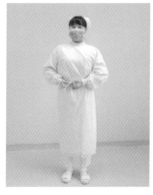

▶ 图 3-6　将腰带在背后交叉，回到前面系好

◇ 脱隔离衣

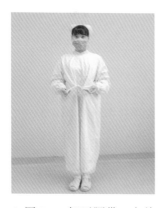

▶ 图 3-7 解开腰带，在前面打活结

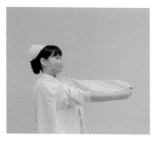

▶ 图 3-8 右手伸入左手套袖内，拉袖子过手

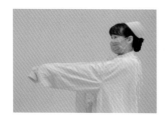

▶ 图 3-9 用遮盖的左手将右侧袖子拉下

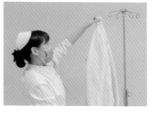

▶ 图 3-10 左手握领子，右手将隔离衣两边对齐，挂于衣钩

第二节　戴脱无菌手套法

一、操作目的

在进行严格的医疗护理操作时确保无菌效果。

二、准备用物

无菌手套、弯盘。

三、操作步骤

1. 修剪指甲，取下手表，洗手，戴口罩。
2. 选择适合的无菌手套
（1）核对无菌手套有效期；
（2）检查手套外包装有无破损、潮湿等。
3. 打开手套包，取出滑石粉涂擦双手。
4. 戴手套
（1）分次提取法戴手套：
1）一手掀开手套袋开口处，另一手捏住一只手套的反褶部分取出手套。
2）对准五指戴上。
3）掀起另一只袋口，再用已经戴上手套的

四个手指插入另一只手套的反褶内面，取出手套，对准五指戴上。

（2）一次提取法戴手套：

1）同时掀开两只手套袋口，分别捏住两只手套的反折部分，取出手套。

2）将两只手套的五指对准，先戴一只手，再以戴好手套的4个手指插入另一只手套的反褶内面，同法戴好。

3）双手调整手套位置，将手套的翻边扣套在工作服衣袖的外面。

5. 脱手套法

（1）一手捏住另一手套腕部外面，翻转脱下。

（2）再以脱下手套的手插入另一手套内，将其往下翻转脱下。

6. 将手套放入医用垃圾中，统一处理。

7. 洗手。

四、重点说明

1. 防止刺破手套。

2. 发现手套破洞、损坏，立即更换。

3. 已带好手套之手的大拇指须翘起，不要触及到另一只手套的反折处。

4. 戴上无菌手套的双手，应保持在腰部以上视线范围内，不可被污染。

5. 操作中勿让污染手套触及皮肤。

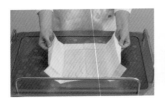

▶ 图 3-11　打开手套外包装

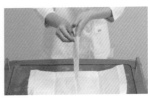

▶ 图 3-12　捏住反折部分
取出手套

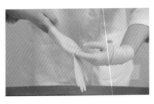

▶ 图 3-13　以戴好手套的
4 个手指插入另一只手套的
反折内面

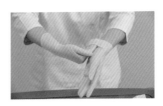

▶ 图 3-14　调整手套位置

第三节　无菌包的使用

一、操作目的

用于换药等无菌技术操作。

二、准备用物

无菌包（内放无菌治疗巾、敷料、器械等）、治疗盘、纸条、笔等。

三、操作步骤

1. 保持环境整洁，30 分钟内无人员走动。
2. 洗手，戴口罩。
3. 擦拭治疗盘。
4. 洗手。
5. 根据操作目的准备环境及用物。
6. 检查无菌包名称、灭菌标记、灭菌日期及失效日期、有无潮湿或破损。
7. 将无菌包平放在清洁、干燥的操作台面上。
8. 撕开消毒指示胶带，手指捏住包布角外面，依次揭开包布外角、左右两角和内角。
9. 如无菌包内物品未用完，按原折痕包好，注明开包日期及时间。
10. 如需将无菌包内物品全部取出，可将无菌包托在手上打开，另一手将无用菌包布四角抓住，稳妥地将无菌包内物品放在无菌区内。
11. 折叠包皮置于操作台下层。

四、重点说明

1. 超过有效期，有潮湿、破损及疑似被污染的无菌包不能使用。
2. 注意手及未消毒物品不可触及包布内面。
3. 打开的无菌包有效期 24 小时。封闭的无菌包有效期 5 月 1 日至 9 月 30 日为 7 天，10 月 1 日至 4 月 30 日为 14 天。

　　4. 操作台应高于操作者腰部以上。

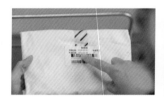

▶ 图 3-15　检查无菌包

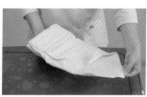

▶ 图 3-16　手指捏住包布角外面，依次揭开无菌包

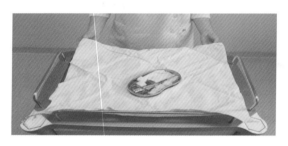

▶ 图 3-17　将无菌包平放在清洁、干燥的操作台面上

第四节　铺无菌盘

一、操作目的

放置无菌物品，以供护理治疗之用。

二、准备用物

无菌包（内盛治疗巾）、无菌容器（内盛无菌物品）、治疗盘、纸条、笔，清洁抹布。

三、操作步骤

1. 清洁宽敞、明亮，操作前 30 分钟停止清扫工作。
2. 衣帽整洁，修剪指甲，洗手戴口罩。
3. 根据操作目的准备环境及用物。
4. 清洁、干燥治疗盘。
5. 检查无菌包外指示卡有无变色，无菌包有无松散，潮湿，破损，是否在有效期内。
6. 打开无菌包，取无菌巾一块，放在治疗盘内。
7. 双手捏住无菌巾上层两角的外面抖开，双折铺于治疗盘内。
8. 上层扇形折叠，开口边向外。
9. 放入无菌物品后，展开扇形折叠层，盖住无菌物品，上下层边缘对齐，开口处向上折两次，两侧边缘分别向下折 1 次。
10. 注明铺盘日期及时间。

四、重点说明

1. 避免无菌巾潮湿。

2．不可触及衣袖及其他非无菌物品。

3．操作时不可跨越无菌区。

4．覆盖无菌巾时要对准边缘，一次盖好，避免污染。

5．无菌盘有效期为 4 小时。

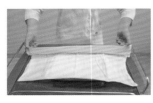 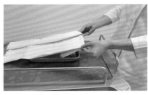

▶图 3-18　将无菌巾双折铺于治疗盘内　▶图 3-19　开口处向上折两次，两侧边缘分别向下折 1 次

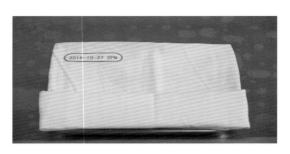

▶图 3-20　注明铺盘日期及时间

知识拓展

1．检查无菌包外化学指示胶带有无变色，打开无菌包，检查灭菌指示卡。

2．如无菌包内治疗巾未用完，需按原折痕包好。记录打开无菌包的日期时间，剩余物品及责任人。

3．将无菌包放于同类物品的最前面，以便优先使用，有效期为 24 小时。

第五节　取用无菌溶液

一、操作目的

供换药、护理治疗操作用。

二、准备用物

无菌溶液（丁基胶塞）、无菌止血钳、单包装无菌瓶盖、弯盘、盛放无菌溶液的容器、治疗盘、消毒棉签、消毒液、笔等，及清洁抹布。

三、操作步骤

1. 清洁宽敞、明亮，操作前30分钟停止清扫工作。

2. 衣帽整洁，修剪指甲，洗手戴口罩。

3. 根据操作目的准备环境及用物。

4. 清洁瓶外的灰尘，检查名称、有效期、瓶盖有无松动、有无破损及溶液性状对光检查无菌溶液有无沉淀、混浊、变色及絮状物。

5. 打开瓶口铝封，消毒瓶盖及容器颈部，将丁基胶塞取下。

6. 瓶子标签朝向掌心，倒出少量溶液于弯盘中，再由原处倒出溶液于无菌容器中。

7．倒毕，打开单包装无菌瓶盖，盖在瓶上。

8．在无菌溶液瓶上标明开启日期及时间，放于固定位置。

9．整理用物，洗手。

四、重点说明

1．倒取溶液时，手不可触及瓶口。

2．不可直接伸入无菌溶液瓶内蘸取或直接接触瓶口倒液。

3．已倒出的无菌溶液不可再倒回。

4．开瓶后不可长时间暴露于空气中，倒液后立即盖好瓶盖，以防污染。

5．开启的无菌溶液 24 小时内有效。

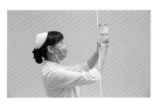

▶ 图 3-21　检查无菌溶液

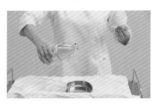

▶ 图 3-22　标签朝向掌心，倒出少量溶液

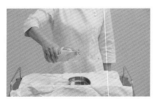

▶ 图 3-23　倒溶液于无菌容器中

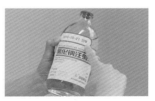

▶ 图 3-24　注明开启日期及时间

知识拓展

1. 需双人核对瓶签上药名、浓度、剂量、有效期。
2. 所取溶液有效期为 4 小时。

第六节　导尿术

一、操作目的

1. 预防尿潴留和消除膀胱胀痛不适。
2. 收集无菌尿标本，协助诊断。
3. 腹部及盆腔手术前排空膀胱，以免术中损伤。
4. 测量余尿，评估膀胱功能。

二、准备用物

无菌导尿包 1 个、小橡胶单或一次性尿垫、冲洗壶、温水、持物钳、纱布、便盆，必要时携带屏风，并备清洁手套或无菌手套。

三、操作步骤

1. 女性导尿术
（1）洗手、戴口罩。

（2）备好用物携至床旁，检查用物是否在有效期有无破损。

（3）向患者解释，取得配合。

（4）根据气候关闭门窗，用屏风遮挡患者。

（5）将便盆放在床旁椅上。

（6）协助患者取仰卧位，护士站于患者右侧，松开被尾，露出下肢。

（7）帮助患者脱去对侧裤腿，盖于近侧腿上，对侧下肢用棉被遮盖。

（8）患者两腿屈膝自然分开，暴露外阴。

（9）冲洗外阴：

1）将一次性尿垫垫于患者臀下，放好便盆。

2）左手持冲洗壶、右手持持物钳夹纱布，冲洗会阴部及大腿内侧。

3）冲洗完毕，用干纱布擦干水迹。

4）撤去便盆。

5）洗手。

（10）在护理车上打开无菌导尿包的外包装，并将外包装袋贴于床旁。

（11）消毒外阴部：

1）将一次性弯盘（内放镊子及络合碘棉球），置于患者两腿间。

2）左手戴手套。

3）右手持镊子夹络合碘棉球消毒阴阜和大阴唇。

4）以左手分开大阴唇，消毒小阴唇和尿道口。

（12）将导尿包置于患者两腿间，打开内层包皮。

（13）戴无菌手套，铺洞巾，检查导尿管气囊有无漏液。

（14）用石蜡油润滑导尿管前端，以左手拇、示指分开并固定小阴唇，再次消毒尿道口。

（15）右手持血管钳将导尿管轻轻插入尿道，见尿后再插入 1 ~ 2cm。

（16）松开左手，固定尿管，将尿液引置弯盘内。

（17）如需做尿培养，用无菌标本瓶接取，盖好瓶盖。

（18）弯盘内尿液盛满后，用止血钳夹闭导尿管末端，交于左手，将尿液倒入便盆内。

（19）导尿毕，拔出导尿管放入弯盘内。

（20）擦净外阴，脱去手套，撤去洞巾。

（21）清理用物，协助患者穿好裤子并取舒适卧位。

（22）整理床单位。

（23）测量尿量并记录。

（24）标本及时送检。

（25）洗手。

2．男性导尿术

（1）同女性导尿术（步骤 1 ~ 8）。

（2）在护理车上打开无菌导尿包的外包装，并将外包装袋贴于床旁。

（3）消毒外阴部。

1）取一次性尿垫垫于患者臀下。

2）将一次性弯盘（内放镊子及络合碘棉球），置于患者两腿间。

3）左手戴手套，右手持镊子夹取消毒液棉球清洗阴茎两次。

4）左手持无菌纱布包住阴茎，后推包皮，充分暴露尿道口及冠状沟。

5）严格消毒尿道口、龟头，螺旋向上至冠状沟，最后消毒阴茎背侧及阴囊。

6）在阴茎及阴囊之间垫无菌纱布1块。

（4）将导尿包置于患者两腿间，打开内层包皮。

（5）戴无菌手套，铺洞巾，检查导尿管气囊是否漏液。

（6）滑润导尿管18~20cm。

（7）左手提起阴茎60°~90°，暴露尿道口，右手持无菌钳夹取消毒液棉球再次消毒。

（8）另换止血钳持导尿管轻轻插入尿道，见尿后再插入1~2cm。

（9）当尿液停止流出时，用手轻轻按摩膀胱。

（10）余同女性导尿术（步骤19~25）。

四、留置导尿管的护理

1. 会阴冲洗

（1）女性患者：

1）戴上手套，左手的拇、示指分开阴唇。右手持无菌钳夹取消毒液棉球由上向下消毒阴唇、尿道口及导尿管；

2）再用生理盐水棉球同上法清洁1次。

（2）男性患者：

1）戴上手套，一手用纱布包住阴茎回缩包皮，一手持无菌钳夹取消毒液棉球消毒尿道口、龟头至冠状沟；

2）再用生理盐水棉球同上法清洁1次。

2. 拉紧导尿管，用消毒液棉球由内向外做环形消毒，并消毒导尿管约10cm长。

3. 检查导尿管、引流管并适当固定。

4. 脱下手套置于医用垃圾袋内。

5. 协助患者穿衣，整理患者床单位。

6. 整理用物，回护士站。

7. 洗手。

8. 记录患者反应、尿道口情况、尿液引流情况等。

五、膀胱训练

1. 遵医嘱。

2. 向患者说明膀胱训练的目的和方法，以取得配合。

3. 夹闭尿袋引流管，使膀胱达到蓄尿的目的（夹闭导尿管过程中如尿道口周围渗尿要开放尿管）。

4. 每2小时开放10～15分钟，反复数次，若患者适应较好，则进一步延长时间，观察、评估患者尿量，必要时记录。

5. 每4小时开放尿管10~15分钟，若未达到4小时患者即有膀胱胀感，则予放尿，重新计时，若患者尿量减少且颜色加深，嘱患者多饮水。

6. 晚10点后，开放尿管不进行训练，避免影响患者休息。

7. 次日清晨6点开始重新训练。

8. 洗手。

9. 记录。

六、拔除留置尿管

1. 拔尿管前应与患者进行有效沟通，使患者了解拔管过程，减轻其压力。

2. 动作轻柔，取得合作。

3. 戴好手套。

4. 将尿袋内的尿液全部倒空。

5. 松开固定尿袋的安全别针。

6. 用注射器抽出导尿管气囊内的空气或液体，避免发生尿道损伤。

7. 缓慢将导尿管拔出，置于医用垃圾袋中。

8. 清洁会阴部并擦干。

9. 协助患者穿好衣服。

10. 整理用物，分类处理。

11. 洗手。

12. 记录。

　　记录拔除时间、尿道口情况、拔管后小便自解时间及尿量等。拔管 4 小时未排尿，应告知医生。

七、重点说明

　　1. 严格执行无菌技术及消毒制度，防止医源性感染。导尿管一经污染或拔出必须更换。

　　2. 保护患者隐私。

　　3. 注意患者保暖，避免受凉。

　　4. 能自理者，嘱其清洗外阴。

　　5. 冲洗顺序：

　　（1）阴阜、大阴唇、小阴唇、尿道口、肛门。

　　（2）双侧腹股沟至大腿内侧 1/3 处。

　　6. 放污物用。

　　7. 消毒顺序由上至下、由内向外，每次只用一只棉球。

　　8. 污染棉球及镊子、手套置床旁袋中。

　　9. 内包皮不可触及患者会阴部。

　　10. 洞巾和内包皮之间形成无菌区域。

　　11. 动作轻、慢、稳，以免损伤尿道黏膜。若插入尿道 4～6cm 无尿，须鉴别是否误入阴道。

　　12. 取中段尿。

　　13. 导尿量一次勿超过 1000ml，避免膀胱减压过速导致血尿、休克等。

　　14. 选择导尿管粗细要适宜，对小儿或疑有尿道狭窄者尿管宜细。

15. 由男性或两名女性工作人员执行。

16. 每个棉球限用 1 次。

17. 动作要轻。若遇有阻力，可嘱患者张口深呼吸，再徐徐插入，切忌暴力。

18. 膀胱过度膨胀时第 1 次放尿不宜超过 1000ml。

19. 每日观察尿液的量及性质，认真记录 24 小时尿量。

20. 留置导尿管的患者应每日进行会阴冲洗、清洁尿道口，防止感染。

21. 患者可携带留置尿袋移动，但必须保持尿袋低于耻骨联合，防止尿液逆流而发生逆行感染。保持导尿管通畅，尿量突然减少应首先检查导尿管是否通畅再进行其他处理。

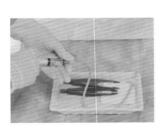
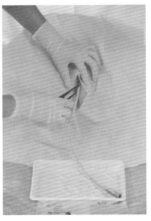

▶ 图 3-25　检查导尿管气囊　▶ 图 3-26　将导尿管插入尿道

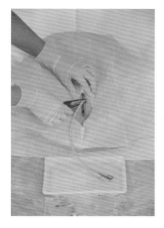

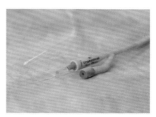

▶ 图 3-27　见尿后再插入 1 ~ 2cm

▶ 图 3-28　导尿管连接无菌引流袋

第七节　小量不保留灌肠法

一、开塞露灌肠法

（一）操作目的

1. 软化粪便，解除患者因便秘所造成的不适。

2. 清除患者肠道内容物，以准备接受某些特殊检查。

（二）准备用物

甘油灌肠剂、润滑油、手套、橡皮布或一次

性尿垫、卫生纸或纱布、屏风等。

（三）操作步骤

1. 洗手。戴口罩。

2. 准备用物至患者床旁。向患者做好解释，取得配合。

3. 屏风遮挡患者，保护患者隐私。

4. 协助患者左侧卧位，露出肛门区。

5. 将橡皮布或一次性尿垫垫于患者臀下。

6. 戴手套。

7. 打开甘油灌肠剂，沿开口向颈部涂润滑油约 5cm，减轻摩擦，缓解患者痛苦。

8. 左手示指与大拇指扒开臀部，露出肛门。

9. 嘱患者张口深呼吸，将甘油灌肠剂颈部缓缓插入，用力挤压囊部，将灌肠液全部挤入直肠。

10. 拔出甘油灌肠剂，用卫生纸或纱布清洁肛周。

11. 脱去手套，将灌肠剂空囊包裹在手套内置于医用垃圾袋中。

12. 协助患者恢复舒适卧位。嘱其尽量憋住20 分钟再排便。

13. 整理用物。

14. 洗手。

15. 记录。

（四）重点说明

1. 插入时分散患者注意力，如患者感觉疼痛或遇有阻力时，应停止插入，并告知医生处理。

2. 嘱患者约 20 分钟后排便。

二、1、2、3 灌肠法

（一）操作目的

1. 软化粪便并促进排便。

2. 排出肠道内积气，减轻腹胀。

（二）准备用物

灌肠盘内：50ml 注射器、量杯内盛灌肠溶液、20 ~ 22 号肛管或粗尿管、温开水 5 ~ 10ml、弯盘、卫生纸、橡皮中单、凡士林、血管钳、手套、便盆、屏风及输液架。

常用溶液："1.2.3"溶液（即 50%MgSO$_4$30ml、甘油 60ml、温开水 90ml）和油剂（即甘油或液体石蜡 50ml+ 等量温开水）两种。

（三）操作步骤

1. 同大量不保留灌肠操作步骤 1 ~ 5。

2. 用注射器吸取灌肠液，与肛管连接，排气后血管钳夹闭肛管。肛管前端涂凡士林。

3. 戴手套。

4. 一手持卫生纸分开上下臀部，暴露肛门，另一手将肛管轻轻插入肛门内约 7 ~ 10cm 处。

5. 固定肛管，松开血管钳，缓慢注入灌肠液如遇灌注不畅时，应转动肛管，以免肛管前端有粪块堵塞。

6. 完毕后用血管钳夹闭肛管，重新抽取灌肠液。如此反复操作直至将灌肠液注完。

7. 最后注入温开水 5 ~ 10ml，抬高肛管末端，将肛管内的溶液全部流入肛门。

8. 血管钳夹闭肛管尾端，用卫生纸包裹肛管轻轻拔出，放入弯盘。

    9. 擦净肛门，脱手套。

    10. 协助患者取舒适卧位。

    11. 清理用物，洗手。

    12. 记录。

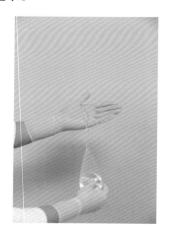

▶ 图 3-29　润滑甘油灌肠剂前端

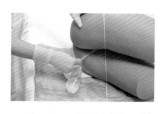

▶ 图 3-30　轻柔置入肛管
前端 10cm 左右

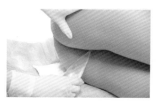

▶ 图 3-31　将药液缓慢挤
入肛门，观察患者反应

（四）重点说明

1. 嘱患者做深呼吸。

2. 密切观察患者反应。

3. 注入速度不可过快过猛，以免刺激肠黏膜，引起排便反射。

4. 10～20分钟后再排便。

5. 如用小容量灌肠筒时，液面距肛门小于30cm。

知识拓展

灌肠时间应选择晚上睡前，早上空腹或者饭后两小时。灌肠前应补充水分或蔬果汁，灌肠后也应及时补充水分或蔬果汁、酸奶等。

第八节　保留灌肠法

一、操作目的

1. 对于躁动患者，结肠给药，用于镇静、催眠。

2. 治疗肠道炎症。

3. 硫酸钡灌肠，进行下消化道造影检查。

二、准备用物

治疗盘内用物同"小量不保留灌肠"，应选择20号以下较细的肛管。根据医嘱配制灌肠溶液，灌肠液一般少于200ml，温度为39～40℃。

三、操作步骤

1. 关闭门窗，适当遮挡。
2. 同大量不保留灌肠操作步骤 1 ~ 5。
3. 协助患者抬高臀部 10cm。
4. 将装有灌肠液的容器与肛管连接，排气后血管钳夹闭肛管，肛管前端涂凡士林。
5. 戴手套。
6. 嘱患者深慢呼吸，左手扒开臀部露出肛门，右手将肛管轻轻插入肛门 10 ~ 15cm。
7. 药液缓慢注入肛门，注入完毕，反折肛管缓慢拔出放弯盘内。
8. 用卫生纸轻轻按揉肛门，并嘱患者保留药液 1 小时以上。
9. 整理床单位，协助患者取舒适卧位。
10. 清理用物，洗手。
11. 观察患者反应和疗效，记录。

四、重点说明

1. 评估患者的意识状态、生命体征、心理状态，评估患者合作理解程度。
2. 在做保留灌肠前，对灌肠目的和病变的部位了解清楚，以便掌握灌肠时的卧位和插入导管的深度。
3. 灌肠前嘱患者排便，以清洁肠道，利于药物吸收。

4. 应选择较细的肛管，减少刺激。

5. 肛管插入的深度较其他灌肠法深。

6. 药液温度适宜且量不可过多，注入速度要慢，以利于药物的吸收，液面距肛门距离小于30cm。

7. 根据病情决定卧位，慢性细菌性痢疾宜取左侧卧位，阿米巴痢疾取右侧卧位。

8. 肠道病患者在晚间睡眠前灌入为宜。

9. 肛门、直肠、结肠等手术后的患者，以及排便失禁的患者均不宜作保留灌肠。

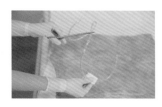

▶ 图 3-32　润滑肛管前端

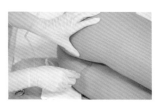

▶ 图 3-33　将肛管轻轻插入肛门

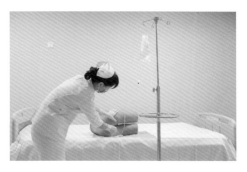

▶ 图 3-34　缓慢注入灌肠液

第九节　氧气雾化吸入法

一、操作目的

1. 湿化气道，稀释痰液，利于分泌物排出。
2. 解除支气管痉挛，使气道通畅。
3. 预防和治疗呼吸道感染。治疗炎症和水肿。
4. 雾化给药。

二、准备用物

氧气雾化吸入装置 1 套（雾化罐、面罩、氧气管）、氧气表、湿化瓶、治疗巾、生理盐水、药液、治疗盘。

三、操作步骤

1. 洗手，遵医嘱配置雾化液。
2. 备齐用物至患者床旁。
3. 核对患者，做好解释。抬高床头。协助患者取坐位、半坐卧位或侧卧位。

4. 安装氧气表和湿化瓶，连接雾化管道。

5. 患者颌下铺治疗巾。

6. 雾化液注入雾化罐内。

7. 调整氧流量，使雾化气体流量适当。

8. 将面罩戴在患者口鼻部。

9. 治疗后，去除面罩，关闭氧气。

10. 清洁患者面部。必要时协助患者排痰。

11. 整理用物。

12. 洗手。

13. 记录。

四、重点说明

1. 评估患者的病情，呼吸系统功能状况，自理能力，患者心理反应及合作程度。

2. 检查有无氧气通过。

3. 一般氧流量 6 ~ 8L / min。

4. 指导患者做深呼吸，充分吸收药液。

5. 治疗时间一般 10 ~ 20 分钟。

6. 观察和协助患者拍背排痰，观察痰液颜色、性质和量。

7. 面罩消毒后备用。

8. 雾化器应垂直拿，成人患者视病情坐起。

9. 雾化前半小时尽量不进食，避免雾化吸入过程中气雾刺激，引起呕吐。

10. 每次雾化完后要及时洗脸或用湿毛巾抹干净口鼻及留下雾珠，防止残留雾滴刺激口鼻皮肤，引起皮肤过敏。

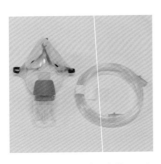

▶ 图 3-35　准备雾化吸入装置

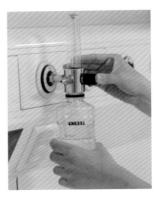

▶ 图 3-36　检查氧气装置

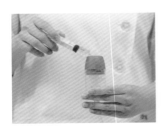

▶ 图 3-37　将药液置入雾化装置内

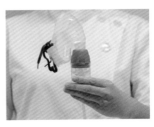

▶ 图 3-38　放入药液的雾化吸入装置直立放置

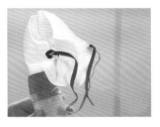

▶ 图 3-39　打开氧气表，待看到出雾后将面罩置于患者口鼻部

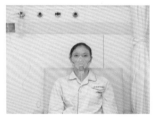

▶ 图 3-40　面罩置于患者口鼻部

第十节　皮下注射法

一、操作目的

用于需迅速达到药效和（或）不宜口服给药时，如预防接种或胰岛素、肾上腺素、红细胞生成素等药物注射。

二、准备用物

治疗盘、碘酒、酒精、棉签、砂轮、注射器、药物、医嘱单、弯盘。

三、操作步骤

1. 洗手、戴口罩。

2．核对医嘱。

3．备好药液，携带用物到患者床旁。

4．呼叫患者姓名，进行核对。

5．向患者解释用药的目的及注意事项，取得患者配合。

6．选择注射部位　常为上臂外侧皮下或股外侧。常规消毒皮肤，待干。

7．再次核对。并排除注射器内的空气。

8．一手紧绷注射部位皮肤，一手持注射器，针头斜面向上与皮肤呈 30°～40° 角快速刺入皮下，刺入深度为针头的 2/1～2/3 为宜。

9．一手示指、拇指回抽注射器。

10．注射后快速拔针，棉签按压穿刺部位片刻。

11．再次核对。

12．协助患者取舒适体位。

13．整理用物，按要求处理医用垃圾。

14．洗手、记录。

四、重点说明

1．严格无菌技术操作及查对制度。

2．注射部位一般选择上臂三角肌。

3．针头刺入角度与皮肤呈 30° 角，不宜超过 45°，以免刺入肌层。

4．无回血方可注入药物。

5．切勿把针梗全部刺入，以防针梗从根部衔接处折断。

6．针头置于锐器盒中，注射器直接置于医用垃圾袋中。

7．长期注射的患者应不断更换注射部位。

8．注射药量小于 1ml 时，选择 1ml 注射器。

9．刺激性药物不宜选择皮内注射法。

10．成人皮下注射要领：两快：进针快、拔针快；一慢：推药慢。

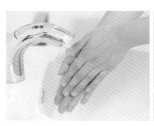
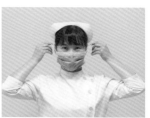

▶ 图 3-41　按六步洗手法洗手　　▶ 图 3-42　戴口罩

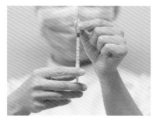
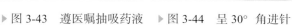

▶ 图 3-43　遵医嘱抽吸药液　　▶ 图 3-44　呈 30° 角进针

■ 第十一节 皮内注射法

一、操作目的

用于药物过敏试验、预防接种或局部麻醉的起始步骤。

二、准备用物

治疗盘、皮肤消毒液、消毒棉签、注射器、药物、弯盘。

三、操作步骤

1. 洗手、戴口罩。
2. 核对医嘱及药液。
3. 备好药液，携带用物到患者床旁。
4. 呼叫患者姓名，再次核对。
5. 询问患者过敏史，并做好解释，取得配合。
6. 正确选择注射部位，一般选择毛发、色素较少，皮肤较薄的部位。

7．75% 酒精消毒皮肤，待干。

8．再次核对，并排除注射器内空气。

9．一手紧绷注射部位的皮肤，一手持注射器，针头斜面向上与皮肤呈 5° 角刺入皮内。

10．待针头斜面完全进入皮内后，放平注射器，以一手拇指固定针栓，一手推注药液 0.1ml，使局部形成一小皮丘。

11．注射完毕后拔出针头，不可按压局部，再次核对。

12．向患者交待用药后的注意事项。

13．清理用物，协助患者取舒适卧位。

14．洗手。

15．判断皮试结果并记录。

四、重点说明

1．严格无菌技术操作及查对制度。

2．三查　用药前、用药中、用药后查。

3．八对　核对姓名、床号、药名、剂量、时间、浓度、用法及有效期。

4．如有同种药物过敏史，不能进行过敏试验。

5．预防接种选择在上臂三角肌外侧。

6．过敏试验在前臂掌侧下 1／3 处。

7．皮内注射忌用碘酒类消毒皮肤，以免干扰皮试结果的观察。

8．注射角度要适当，药液量要适宜。

9．嘱患者不要覆盖、揉搓注射部位，以免影响反应的观察。

10．必要时可做对照皮试。

11．进针角度不宜过大，避免将药液注入皮下，影响结果的判断和观察。

12．做药敏试验者，事先准备好急救药品，防止意外发生。

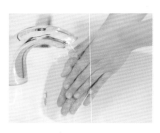

▶ 图 3-45　按六步洗手法洗手

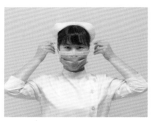

▶ 图 3-46　戴口罩

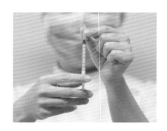

▶ 图 3-47　遵医嘱抽吸药液

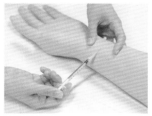

▶ 图 3-48　平行进针，减轻患者疼痛

第十二节　肌内注射法

一、操作目的

1. 用于口服或静脉给药不宜时。

2. 要求药物在较短时间内发生疗效而又不适于或不必要采用静脉注射时。

3. 药物刺激性较强或药量较大，不适于皮下注射时。

二、准备用物

治疗盘、皮肤消毒液、消毒棉签、注射器、药物、医嘱单、弯盘。

三、操作步骤

1. 洗手、戴口罩。

2. 核对医嘱。

3. 备好药液，经第 2 人核对后，携带用物到患者床旁。

4. 呼叫患者姓名，再次核对。

5. 向患者解释用药的目的及注意事项。

6. 协助患者暴露注射部位并取适当体位。

7. 正确选择注射部位。

8. 常规消毒皮肤，待干。

9. 再次核对，排除注射器内空气。

10. 以左手拇指和示指紧绷皮肤，右手持注射器，用手臂带动腕部力量，将针头迅速垂直刺入，深度约为针头长度的 2/3。

11. 右手固定针头，左手回抽注射器活塞。如无回血右手推动活塞缓慢注药。

12. 注射完毕，用无菌干棉签轻按进针部位，快速拔出针头，并继续按压片刻。

13. 再次核对后协助患者取舒适体位。

14. 整理用物、整理床单位。

15. 按要求处理医用垃圾。

16. 洗手、记录。

四、重点说明

1. 严格无菌技术操作及查对制度。

2. 严格遵循三查八对制度。

3. 避免损伤血管和神经。

4. 成人一般选择臀大肌，2 岁以下婴幼儿宜选择臀中肌、臀小肌。

5. 不能在有炎症、硬结、瘢痕及皮肤病的部位进行注射。

6. 针头刺入角度应为 90°。

7. 切勿将针头全部刺入，防止针头从根部折断。

8．确认无回血后匀速缓缓推注药液。

9．针头置于锐器盒中，注射器直接置于医用垃圾袋中。

10．多种药物注射时，先注射刺激性较弱的药物，后注射较强的药物。

11．需要长期注射的患者，应经常更换注射部位，以减少硬结发生。

12．成人肌内注射要领　两快：进针快、拔针快；一慢：推药慢。

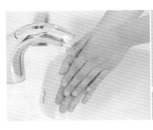

▶ 图 3-49　按六步洗手法洗手

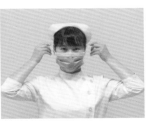

▶ 图 3-50　戴口罩

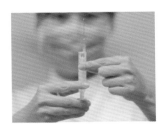

▶ 图 3-51　遵医嘱抽吸药液

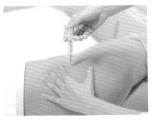

▶ 图 3-52　绷紧患者皮肤，垂直进针

知识拓展

臀大肌注射法定位

（1）十字法：从臀裂顶点向右或左划一水平线，然后从髂嵴最高点做一垂直平分线，在外上1/4为注射部位。

（2）联线法：取髂前上棘和尾骨联线的外上1/3处为注射部位。

第十三节　静脉注射法

一、操作目的

1. 药物不宜口服、皮下或肌内注射，需迅速发生药效时，可采用静脉注射法。

2. 药物因浓度高、刺激性大、量多而不宜采取其他注射方法，可采用静脉注射法。

3. 做诊断、试验检查时，由静脉注入造影剂等药物。

二、准备用物

治疗盘、皮肤消毒液、消毒棉签、无菌注射器（根据药液量选用）、6~7号针头或头皮针、止血带、医嘱单、治疗巾或一次性纸巾。按医嘱备药物。

三、操作步骤

1. 洗手、戴口罩。

2. 核对医嘱。

3. 按医嘱配备好药液，驱尽注射器内气体，经第 2 人核对后放在治疗盘内。

4. 携带用物到患者床旁，再次核对。

5. 向患者解释用药的目的及注意事项。

6. 选择合适静脉，探明静脉方向及深浅，并避开关节及静脉瓣。

7. 在穿刺部位的肢体下垫治疗巾或纸巾，在穿刺部位的上方（近心端）约 6cm 处扎紧止血带。

8. 常规消毒皮肤，待干。

9. 嘱患者握拳，使静脉充盈。

10. 穿刺时，以左手拇指绷紧静脉下端皮肤，右手持注射器，针头斜面向上，针头和皮肤呈 20° 角，由静脉上方或侧方刺入皮下，再沿静脉方向潜行刺入。

11. 见到回血后，再沿静脉进针少许。

12. 松开止血带，嘱患者松拳。

13. 固定针头，缓慢注入药液。

14. 在注射过程中，随时听取患者的主诉，密切观察注射局部变化及患者反应。

15. 注射完毕后，以消毒棉签按压穿刺点，迅速拔出针头，按压片刻。

16. 再次核对后协助患者穿好衣服并取舒适体位。

17. 整理用物、整理床单位。

18. 按要求处理医用垃圾。

19. 洗手、记录。

四、重点说明

1. 严格无菌技术操作及查对制度。

2. 三查　用药前、用药中、用药后查。

3. 七对　核对姓名、床号、药名、剂量、时间、浓度、有效期及方法。

4. 取得患者配合。

5. 静脉宜粗直、弹性好、不易滑动。

6. 成人一般选择肘正中静脉。

7. 勿用力拍打。

8. 切勿将针头全部刺入，防止针头从根部折断。

9. 如穿刺失败，更换针头重新穿刺，更换穿刺部位。

10. 确认回血后方能缓缓推注药液。

11. 根据病情及药物性质，掌握注入药液的速度。

12. 若患者主诉疼痛或局部出现肿胀，提示针头滑出静脉，应拔出针头更换部位，重新进行穿刺。

13. 避免局部形成血肿。对有出血倾向的患者，适当延长压迫时间。

14. 针头置于锐器盒中，注射器置于医用垃圾袋中。

15. 如需长期静脉给药者，应由远心端到近心端选择血管注射。

16. 对刺激性强的药物，先注入少量等渗盐水，证实针头确在血管内，再推注药物，以防药液外溢引起组织坏死。

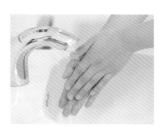

▶ 图 3-53　按六步洗手法洗手

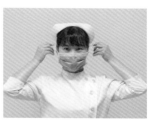

▶ 图 3-54　戴口罩

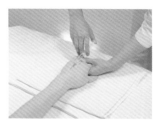

▶ 图 3-55　固定针头，缓慢注入药液

知识拓展
1. 静脉用药时需要询问患者有无药物过敏史。
2. 注射过程中观察有无不良反应。

第十四节　静脉输液法

一、操作目的

1. 供给体液及电解质。
2. 供给血液、热量及营养物质。
3. 作为药物治疗的途径。

二、准备用物

治疗车上备：输液器、头皮针（套管针或头皮套管针）、治疗盘、止血带、胶布、棉棍、皮肤消毒剂、弯盘、治疗巾、输液筐等。必要时备夹板、绷带、输液架、医嘱执行单。按医嘱准备药液及药物。

三、操作步骤

（一）输液准备
1. 洗手、戴口罩。
2. 按医嘱取液体，常规进行检查。

3．认真核对药名、浓度、剂量和有效期。

4．开启瓶盖，常规消毒瓶塞。

5．按医嘱加入药物，在瓶签上注明患者姓名、床号、加入药名及药量，标明加入时间并签名。

6．安装输液器。

7．第 2 人再次核对医嘱及药物后签名。

（二）静脉输液

1．备齐用物携至患者床旁。

2．向患者解释输液目的、方法及注意事项。

3．嘱患者排空大小便。

4．调节输液架高度，将输液瓶挂在输液架上。

5．排尽空气，关闭调节器。

6．再次核对医嘱执行单。

7．准备胶布。

8．在穿刺部位的肢体下垫治疗巾或纸巾。

9．选择静脉，在穿刺部位的上方（近心端）约 6cm 处扎紧止血带。

10．嘱患者握拳，使静脉充盈，常规消毒皮肤。

11．再次排气，取下护针小帽。

12．静脉穿刺，见回血后，将针头平行送入少许。

13．松开止血带，嘱患者松拳，打开调节器。

14．用胶布固定针头。

15．根据患者病情、年龄、药物性质或医嘱要求调节输液速度。

16．取出止血带和治疗巾，协助患者取舒适卧位，将红灯手柄放在患者伸手可及之处。

17. 再次按医嘱进行核对。

18. 整理床单位，清理用物后洗手。

19. 在医嘱执行单上签字，做好记录。

（三）拔除输液

1. 输液完成后，轻轻揭开固定胶布，用干棉签或无菌小棉球轻压穿刺点上方，快速拔针，按压片刻至穿刺点无出血。

2. 整理用物，将输液用具带回处置室，按要求分类处理。

3. 洗手。

四、重点说明

1. 严格无菌技术操作及查对制度。

2. 擦去瓶上灰尘，检查瓶口有无松动、破裂，液体有无浑浊、絮状物等。

3. 保证用药准确，无误。

4. 碘酒、酒精或安尔碘棉签消毒。

5. 加入多种药物时，注意配伍禁忌。

6. 空安瓿置于锐器盒内。

7. 检查输液器完整性及有效期。

8. 取得患者的配合。

9. 卧床患者由护理人员协助排便。

10. 输液时必须排尽管内空气，预防空气栓塞。

11. 以穿刺点为中心由内向外螺旋消毒，直径约 5 cm。

12. 输液过程中密切观察针头有无滑脱，局部有无肿胀，有无输液反应等。

13. 必要时用夹板绷带固定肢体。

14. 必要时将便器放在床旁椅上。

15. 针头置于锐器盒中，注射器置于医用垃圾袋中。

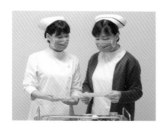

▶ 图 3-56 遵医嘱，二人核对

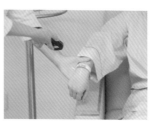

▶ 图 3-57 扫描 PDA 腕带，进行核对

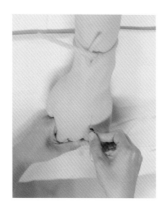

▶ 图 3-58 静脉穿刺，见回血后，将针头平行送入少许

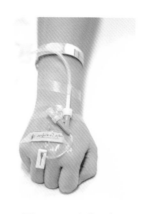

▶ 图 3-59 贴膜固定

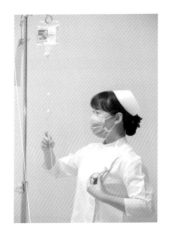

▶ 图 3-60　遵医嘱调节滴速

知识拓展

　　1. 最严重的输液反应是空气栓塞。

　　2. 输液引起急性循环负荷过重的特征性症状是咳嗽、咳粉红色泡沫性痰、气促、胸闷。

　　3. 静脉炎的表现为沿静脉走向出现条索状红线，局部组织肿胀、灼热，局部有疼痛及局部组织发红。

　　4. 成人 60~80 滴／分；儿童 30~40 滴／分。

　　5. 年老、体弱、婴幼儿、心肺疾病患者输入速度宜慢。

　　6. 高渗、含钾、升压等药物滴速宜慢。

　　7. 严重脱水，心肺功能良好患者可适当加快滴速。

▧ 第十五节　静脉输血法

一、操作目的

1. 补充血容量，治疗因手术失血、外伤大出血或某些疾病的急性出血。

2. 补充红细胞，增加血液携氧能力，纠正贫血。

3. 补充各种凝血因子、血小板，改善凝血机制。

4. 输入新鲜血液，补充多种抗体及白细胞，增强机体抵抗力。

二、准备用物

治疗车上备：输血器、8号头皮针（套管针或头皮套管针）、治疗盘、止血带、胶布、棉棍、皮肤消毒剂、弯盘、治疗巾、网袋等。必要时备夹板、绷带、输液架。根据患者血型到血库交叉配血。

三、操作步骤：

（一）输血前准备

1. 核对医嘱　输血单位、血型、血液成分、患者姓名、病历号、血型、Rh因子、血量、血液有效期、血液成分、供血者血袋号码、交叉配血结果等。

2. 抽取血标本和已填写的输血申请单、血型交叉配血检验单一并送交血库，做血型鉴定和交叉配血试验。

3. 血液领回时须与另一位护士共同检查血袋包装是否完整、有无裂痕，血液有无浑浊、凝块。核对配血报告单上各项信息，无误后签名并注明时间。

4. 请开具医嘱的医生持病历及血型化验单与护士共同核对患者血型、Rh 因子、确认无误后双方在治疗单上签字。

（二）直接输血法

1. 洗手，戴口罩。

2. 备齐用物携至患者处，向供血者及患者做好解释工作，消除其紧张，取得配合。

3. 再次核对双方血型。

4. 供血者和患者均取仰卧位，并且露出上臂。

5. 在备好的注射器内加入一定量的抗凝剂，50ml 血中加 3.8% 枸橼酸钠溶液 5ml。

6. 从供血者静脉抽出血液后，立即为患者行静脉穿刺输入血液。

7. 操作时需要 3 人合作，1 人抽血，1 人传递，另 1 人输血，如此连续进行。

8. 输血结束，拔出针头，用无菌纱布覆盖针眼部并压迫片刻，然后固定纱布。

（三）间接输血法

1. 洗手，戴口罩。

2. 让患者口述自己的血型及 Rh 因子。

3. 备齐静脉穿刺用物及输血用物。

4. 用 0.9% 氯化钠溶液接输血器，排气。

5. 核对患者姓名及血型。

6. 向患者解释输血目的、过程及注意事项。

7. 选择血管穿刺，建立静脉输血途径。

8. 确定 0.9% 氯化钠溶液滴注通畅。

9. 打开储血袋封口，常规消毒开口处塑料管，将输血器针头插入塑料管内，缓慢将储血袋倒挂于输液器上。

10. 根据患者情况及输入血液成分调节滴速。

11. 再次核对血型。

12. 观察患者有无输血反应。

13. 将呼叫器放到患者伸手可及之处。

14. 整理用物。

15. 洗手。

16. 记录。

（四）输血结束

1. 输血完毕，取下空血袋，继续滴入生理盐水，直到将输血器中的血液全部输入患者体内后，拔针。

2. 整理用物，垃圾分类处理。

3．洗手、记录。

四、重点说明

1．血液从血库取回后勿剧烈震荡，以免红细胞破坏而引起溶血。

2．血液不能加温，以免血红蛋白凝固变性而引起反应。

3．更换注射器时，不需拔出针头，用手指压住静脉远端即可减少出血。

4．只能使用 0.9% 氯化钠溶液与血制品一同输入，切不可添加其他任何药物或液体。

5．开始输血时速度宜慢，如无不良反应，可调节至正常速度。

6．输血过快或大量输血可能造成以下合并症

（1）枸橼酸钠中毒：血制品中抗凝剂与人体中钙结合，导致低血钙症。

（2）高血钾症：血制品储存时红细胞会慢慢分解，使钾离子释出至血浆中，而使血制品中钾离子累积。

7．应记录输血开始时间、血液成分、输血量、血型、血袋号码及患者反应。

8．穿刺部位按压片刻。

9．输血袋需低温保存 24 小时。

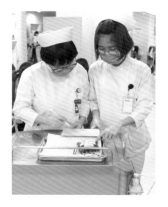

▶ 图 3-61　两人核对输血项目

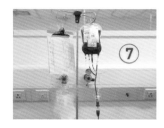

▶ 图 3-62　根据患者情况及输入血液成分调节滴速

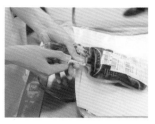

▶ 图 3-63　输血器平行插入输血袋

知识拓展

1. 输血致过敏反应的原因有患者是过敏性体质、输入血中含有致敏物质、供血者有过敏史及供血者在献血前服用过可致敏的食物和药物等几种。

2. 输血引起溶血反应，最早出现的主要症状为头部胀痛、面部潮红、恶心、呕吐、腰背部剧痛。

3. 冰冻血浆使用前应放在 37℃ 温水中提温，输血前后及两袋血之间应输入 0.9% 氯化钠溶液。

第十六节 静脉穿刺套管针留置技术

一、操作目的

1. 保护静脉，减轻病人反复穿刺的痛苦，方便治疗及抢救，可随时用药。

2. 提高工作效率及护理质量，适用于长期输液的患者。

二、准备用物

治疗车上备：输液器、套管针或头皮套管针、治疗盘、止血带、胶布、输液贴（或透明敷料）、棉棍、皮肤消毒剂、弯盘、治疗巾、网袋、生理盐水或稀释肝素液等。必要时备夹板、绷带。按医嘱准备药液及药物。

三、操作步骤：

1. 询问、了解患者的身体状况，向患者解释并取得合作。

2．评估患者局部皮肤及血管情况。

3．洗手，戴口罩。

4．核对医嘱。三查八对，配置药液。

5．将用物准备好，带至患者床旁。

6．向患者解释静脉留置穿刺输液的目的，询问大小便，协助患者做好准备，取舒适体位。

7．准备输液贴或透明敷料、胶布。

8．在穿刺部位垫治疗巾。

9．穿刺部位上方（近心端）约 10cm 处扎止血带。

10．松开止血带，常规消毒皮肤（直径 8cm×8cm）。

11．打开套管针包装，连接好输液装置，排气。

12．旋转松动外套管，消除套管与针芯的粘连，针头斜面向上，扎止血带。

13．绷紧皮肤在消毒范围内 1/2 或 2/3 处穿刺。

14．进针速度宜慢，见回血后将针芯拔出少许，同时降低角度再进针少许。

15．送套管

方法一：左手固定针芯，以针芯为支撑，右手将外套管送入静脉。

方法二：将针尖部退入导管内，借助针芯将套管与针芯一起送入静脉。

16. 拔出针芯，松开止血带，打开调速器。

17. 固定留置针。

18. 根据患者病情、年龄、药物性质或遵照医嘱调节输液速度。

19. 在输液贴或透明敷料上注明穿刺日期、时间，每 3 天更换 1 次。

20. 再次核对医嘱。

21. 协助患者取舒适卧位，整理用物。观察患者情况，交待注意事项。

22. 洗手，记录。

四、重点说明

1. 依用途和患者血管条件选择适当型号的留置针。

2. 轻拍或热敷血管，使其快速充盈。

3. 首选粗大有弹性的血管。

4. 避免在硬化、感染的静脉及关节、手术或受伤肢体部位的静脉穿刺。

5. 非必须情况，避免下肢静脉穿刺。

6. 检查留置针尖端是否有分叉破损。

7. 留置针斜面向上，以 $15^{\circ} \sim 30^{\circ}$ 角穿刺皮肤。

8. 不要抽出针芯再送外套管，否则将导致置管失败。

9. 套管针保留时间一般为 $3 \sim 5$ 天。

10．每次输液前后应检查穿刺部位及静脉走向有无红、肿，询问患者有关情况，发现异常及时拔除导管，给予处理。

11．输液贴或透明敷料如有渗液潮湿等现象，随时更换。

12．嘱患者适量活动，穿刺部位防水。并告知患者注意保护使用留置针的肢体不输液时也尽量避免肢体下垂姿势，以免重力作用造成回血堵塞血管。

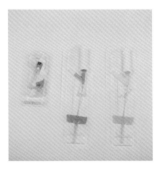

▷图 3-64　根据患者情况选择适合的静脉留置针

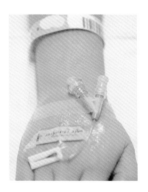

▷图 3-65　书写留置时间

知识拓展

封管注意事项：输液器快速封管，绝不能待液体滴注完毕后再拔针，否则可使血液回流至套管针内造成凝血堵管。

选择血管注意事项：选择近端，粗直，弹性好的，不能离关节太近，否则在活动时发生渗漏。

第十七节　肝素帽使用法

一、操作目的

1. 为间歇性静脉输液治疗提供方便。
2. 减少患者反复穿刺的痛苦。
3. 减少因持续输液治疗给患者带来的不便及减轻并发症。

二、准备用物

治疗盘内放肝素帽、配置好的肝素盐水或0.9%生理盐水、无菌注射器、安尔碘。

三、操作步骤

1. 洗手，戴口罩。
2. 将用物准备好，带至患者床旁。
3. 协助患者取舒适的体位，向患者解释使用肝素帽的目的和方法。
4. 先检查肝素帽的有效期，检查包装有无破损，再打开肝素帽的包装，预冲肝素帽。
5. 消毒导管或套管针的外壁。

6. 将肝素帽插入导管或套管针的末端并妥善固定。

7. 根据需要连接输液装置或进行肝素封管。

8. 肝素帽至少每周更换 1 次，如有回血即时用生理盐水冲管。如有堵塞即时更换。

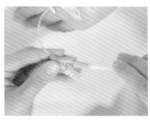
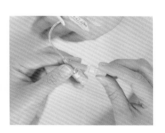

▶ 图 3-66　环形消毒套管针接口处　　▶ 图 3-67　严格执行无菌操作

第十八节　真空采血管取血法

一、操作目的

1. 检查血液中血细胞、血浆、血型、抗原及血中各种化学成分等的变化，作为协助疾病诊断、治疗的参考或提供依据。

2. 判断患者病情的进展情况。

3. 检查血清中药物浓度，作为调整剂量的参考。

4. 抽血做交叉配血用。

5. 抽取血培养作为指导用药的依据。

二、准备用物

治疗车上备：治疗盘、止血带、胶布、棉棍、皮肤消毒剂、弯盘、治疗巾、医嘱执行单，另备一次性真空采血管、穿刺针头、针筒套、棉球等。

三、操作步骤

1. 核对医嘱，根据检查内容选择适当的真空采血管，检查容器是否完好，采血管软塞是否严密，并打印化验单。

2. 洗手，戴口罩。

3. 备齐用物携至患者床位，核对无误后，向患者解释穿刺取血的目的和注意事项。

4. 协助患者取舒适卧位，并暴露采血部位。

5. 选择合适的静脉，在穿刺点的上方约 6cm 处系止血带，常规消毒皮肤，嘱患者握拳。

6. 按静脉穿刺法穿刺血管，穿刺成功后将真空采血管沿针筒套后端稍用力推入，使针头刺破管盖，此时血液即可顺压力差流入管内。

7. 采血完毕，嘱患者按压，如果是动脉采血，嘱患者延长按压时间，将化验单粘贴于采血管上。协助患者穿好衣服并取舒适卧位，整理用物。

8. 按规定处理医用废物。

9. 将血标本连同检验单及时送验，洗手后记录。

10．如果是患者自己送标本，则告知患者取结果的时间。

四、重点说明

1．检查真空采血管有效期。

2．需要用多管采血时，针头固定不动，将预先准备好的真空采血管按采血管的不同颜色依次推入，采血后取出即可。

3．针头弃入锐器盒中。

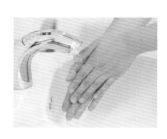

▶ 图 3-68　按六步洗手法洗手

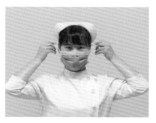

▶ 图 3-69　戴口罩

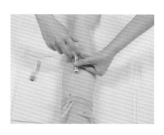

▶ 图 3-70　按静脉穿刺法穿刺血管

知识拓展

1. 先固定针头后采血，提前松止血带采血法可提高采血成功率，减少血液浪费、环境污染、针头滴血、穿刺部位瘀斑现象。

2. 同时抽取不同种类的血标本，应先将血液注入血培养瓶，再注入抗凝管，最后注入干燥试管。

3. 若患者正在进行输液、输血治疗，应从非输液，输血侧肢体采集。

4. 标本运输及实验前存放：低温条件 $2 \sim 8^{\circ}C$ 或室温运输，1 小时内送检，1 小时内分离出血清。

室温放置不超过 4 小时。$4^{\circ}C$ 保存不超过 8 小时。$-20^{\circ}C$ 保存一个月。$-80^{\circ}C$ 保存两个月。长时间保存需在冰冻条件下，且只能冻融一次。

第十九节 血气标本采集法

一、操作目的

1. 了解患者氧合及酸碱平衡情况。
2. 为治疗、用药提供依据。

二、准备用物

治疗车上备：治疗盘、棉球、棉棍、皮肤消毒剂、弯盘、治疗巾、医嘱执行单、血气专用穿刺针。

三、操作步骤

1. 洗手，戴口罩。

2. 备齐用物携至患者床旁。

3. 核对患者并向其解释取血目的及注意事项。

4. 协助患者取舒适卧位，暴露采血部位，必要时应用屏风遮挡患者。

5. 选择穿刺动脉，消毒皮肤，并同时消毒准备触摸穿刺部位的指尖。

6. 取出血气专用针，取下针帽，左手触摸穿刺部位脉搏的搏动点，右手持空针，在触到脉搏的两指尖缝处插入针头并调节穿刺的深度，桡动脉 30°～40° 进针，股动脉垂直进针待血液流入空针内，至所需血液量。

7. 拔针后，加压止血 5～10 分钟，勿揉。凝血功能低下的患者适当延长按压时间。

8. 迅速将血气针针头插入橡皮塞，以隔绝空气。将化验单粘贴于血气针上，再搓动血气针。

9. 整理用物，及时送检。

四、重点说明

1. 检查血气专用针的有效期及包装完整性。

2．动脉血气检查多选用桡动脉、肱动脉、股动脉尽量避免穿刺，因其周围神经血管丰富易损伤。

3．示指用力压迫，不要揉，直至确认无出血后方可松开。

4．如需等待，应将标本置于 0°～4° 冰箱内保存，不得超过 1 小时。

5．血标本必须隔绝空气。

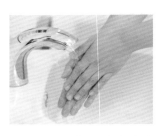

▶ 图 3-71　按六步洗手法洗手

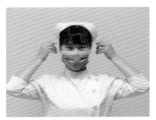

▶ 图 3-72　戴口罩

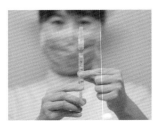

▶ 图 3-73　将针栓拉至需要刻度

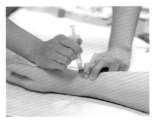

▶ 图 3-74　在动脉搏动最强点上方进针

知识拓展

1. 桡动脉血管虽细，但在腕部桡侧易于触及，部位浅表，易于压迫，防止血肿形成。进针角度一般为 30°~45°，还可以从解剖学角度定位。以桡骨茎突为基点，向尺侧移动 1cm，再向肘的方向移动 0.5cm 作为进针点。

2. 针头刺入桡动脉后常引起血管收缩，不能立即见回血，需稍等片刻方可见回血，不可急于进退针头，以免造成穿刺失败。

3. 当针头刺入动脉后，借助于血压足以将针芯推动而不必抽取，这样可避免抽吸负压使血中的 CO_2 及 O_2 溢出，也可避免由于空针漏气所致空气进入血样，影响结果。

第二十节　尿标本收集法

一、操作目的

检查尿液的成分、性质，以协助诊断病情及作为治疗参考。

二、准备用物

标本容器、有盖试管、化验单，必要时备清洁的便盆或便壶。

三、程序步骤

1. 洗手，戴口罩。
2. 按医嘱将化验单粘贴于标本容器上。
3. 携用物至患者床旁。
4. 核对，并向患者解释留尿标本的目的和方法。
5. 嘱患者留取清晨第 1 次中段尿，不少于 10 ml。
6. 协助卧床患者使用便器，留取尿液。
7. 留置导尿的患者，断开尿管接口与引流袋的连接，从尿管接口收集尿液于标本容器内。
8. 昏迷或尿潴留患者可通过导尿术留取标本。
9. 洗手，将尿液标本及时送检。
10. 记录。

四、重点说明

1. 女性患者月经期不宜留取尿标本。
2. 留取尿标本前先洗手。
3. 晨尿浓度较高，未受饮食影响，检验结果更有意义。
4. 中段尿留取方法　留尿前，用肥皂水或清水洗净外阴。排尿时，弃前后段，留取中间尿液于标本容器内。
5. 不可将粪便混于尿液中。

6. 应于 30 分钟内送检，避免放置过久造成尿液 pH 值上升。

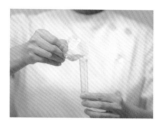 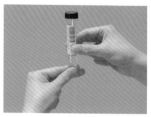

▶ 图 3-75 将尿杯中的尿倒入尿管

▶ 图 3-76 贴好检验单标签，及时送检

知识拓展

留尿前，男性患者着重洗净龟头与冠状沟处。

■ 第二十一节 粪便标本收集法

一、操作目的

检查粪便的性状及肠内寄生虫、虫卵、病原菌、微生物或潜血反应试验。

二、准备用物

粪便收集盒、棉签，必要时备便盆及屏风。

三、操作步骤

1. 洗手，戴口罩。

2. 按医嘱将化验单副联贴于蜡纸盒上。

3. 携用物至患者床旁。

4. 核对，向患者讲解留取标本的目的及方法，取得配合。

5. 粪便常规检查

（1）请患者至厕所，将大便排于干净的便盆中；

（2）协助卧床患者床上使用便盆；

（3）用棉签取 5g 异常大便（似蚕豆大小），放入标本盒中送检。

6. 粪便细菌培养

（1）嘱患者排便于便盆内；

（2）用消毒棉签采取粪便的异常部分于蜡纸盒内或试管内；

（3）如患者无便意时，可用肠拭子蘸等渗盐水，由肛门插入直肠 6～7cm 处，轻轻转动，取出粪便少许，放入无菌培养试管中，盖好送检。

7. 粪便寄生虫及虫卵检查

（1）检查寄生虫卵的粪便标本；

1）检查寄生虫卵时，从不同部位取带血及黏液的大便标本 5～10g。

2）检查蛲虫卵，应在 23 点左右，患者感觉肛门周围发痒时，用无菌棉签蘸生理盐水，自肛门周围皱襞处拭取，然后插入试管内，塞好管口送检。

（2）检查阿米巴原虫的粪便标本

1）收集标本前，应先将便器加温后再排便；

2）便后连同便盆立即送检。

（3）查寄生虫体

1）患者服驱虫药后，应将大便排于清洁便盆中留取全份粪便，检查蛔虫，钩虫、蛲虫的数目；

2）如驱绦虫，应嘱患者勿用手纸去拉已排出肛门外的虫体，以免拉断虫头不能排出；

3）如第 1 次大便未见虫头，应告诉患者再留第 2 次大便送验，只有头节排出才表示驱虫成功；

（4）孵化血吸虫毛蚴的标本：留取粪便 50g（核桃大小），必要时留取 24 小时大便，应及时送检。

8. 清洁消毒便盆，放回原处。

9. 洗手、做好记录。

四、重点说明

1. 患者先排空膀胱。

2. 如为稀便或水便，用吸管吸取 1～2ml 置入收集盒中。

3. 注意操作中不可污染肠拭子。

4. 因阿米巴原虫排出体外后因温度突然改变

失去活力，不易查到。

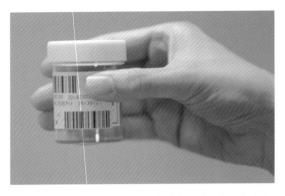

▶ 图 3-77　用棉签取 5g 异常大便（似蚕豆大小），放入标本盒中送检

■ 第二十二节　痰标本收集法

一、操作目的

1. 评估患者痰液的量、色、气味及浓稠度。
2. 了解患者疾病的进展及治疗成效。
3. 收集患者痰液做细菌培养、细胞学等检查，以协助诊断。

二、准备用物

痰标本容器（留取痰培养标本时须备无菌标

本容器及漱口液）、化验单。

三、操作步骤

1. 按医嘱准备痰标本容器，将化验单粘贴于容器上。

2. 将用物携带至患者床旁，核对后向患者解释留取痰标本的目的及方法，取得患者的配合。

3. 痰常规标本的收集

（1）嘱患者晨起，用清水漱口，清洁口腔；

（2）数次深呼吸后用力咳出气管深处的第 1 口痰，留于标本容器内，盖好盖子；

（3）如查癌细胞，容器内应放 10% 甲醛溶液或 95% 酒精溶液固定。

4. 痰培养标本

（1）嘱患者清晨用漱口液和清水漱口，除去口腔中细菌；

（2）数次深呼吸后，用力咳出 1 ~ 2 口痰于无菌容器中，盖好盖子，及时送检；

（3）不能自行留取的患者，护士应协助留取标本。

5. 24 小时痰标本的收集

（1）在广口容器内加少量清水，请患者留取痰液；

（2）从清晨醒来（上午 7 时）空腹漱口后第 1 口痰开始留取，到次日清晨（上午 7 时）漱口后第

1 口痰为止，将 24 小时全部痰液吐入标本容器内。

6. 根据患者情况给予漱口或口腔护理。

7. 洗手、记录、送检。

四、重点说明

1. 清晨痰量多，含菌量亦大。

2. 避免污染标本，保证检验结果的准确性。

3. 注意不可将唾液、鼻涕、漱口水混入痰标本中。

4. 收集标本时，应记录 24 小时痰液总量，同时应扣除加入的清水量。

第二十三节　经口鼻腔吸痰法

一、操作目的

1. 防止患者发生吸入性肺炎、呼吸困难、发绀。

2. 帮助患者吸出呼吸道分泌物，保持呼吸道通畅。

3. 获得化验标本。

二、准备用物

负压吸引器、一次性吸痰管、手套、无菌盐

水、必要时准备压舌板、开口器、舌钳、口咽通气道等。

三、操作步骤

1. 评估患者

（1）评估患者的病情、意识状态、合作程度。

（2）呼吸（频率、节律、深浅度、有无痰鸣音及缺氧症状）。

（3）口腔及鼻腔情况。

（4）痰液的性状（颜色、黏稠度）及量。

2. 备齐用物，携至床边，核对患者，帮助患者取舒适体位。

3. 连接吸引装置，打开开关，检查吸引器的性能是否良好，连接是否正确，根据患者情况及痰黏稠度调节负压，用生理盐水试吸，检查导管是否通畅或漏气。

4. 调节负压，戴手套，将吸引器与吸痰管连接，试吸生理盐水是否通畅。

5. 将患者的头转向操作者一侧，昏迷患者可用压舌板或口咽气道帮助其张口。一手将导管末端折叠连接玻璃接管处，另一手戴无菌手套将吸痰导管头端插入口腔咽部，然后放松导管末端，将口腔咽部分泌物吸尽再深插，经咽部进入气管，然后吸引。插入气管时，可引起咳嗽，有助于肺部分泌物咳出。如咳嗽剧烈，宜休息片刻。

6. 吸痰时，动作要轻柔，从深部向上提起，左右旋转，吸尽痰液。每次吸痰时间不超过 15 秒，以免缺氧。

7. 导管退出后，应用生理盐水抽吸冲洗，以防导管被痰液堵塞。

8. 如自口腔吸痰有困难，可由鼻腔吸引；气管插管或气管切开者，可由气管插管或套管内吸痰，需严格无菌操作；小儿吸痰时，吸痰管要细，吸力要小。

9. 如痰液黏稠，可叩拍胸背，以震动痰液或交替使用超声雾化吸入，还可缓慢滴入生理盐水或化痰药物，使痰液稀释，便于吸出。

10. 吸痰过程中，随时擦净喷出的分泌物，观察吸痰前后呼吸频率的改变，同时注意吸出物的性质、颜色、黏稠度及量等，并做好记录。

11. 吸痰毕，关上吸引器开关将吸痰导管用手套翻转包裹后弃之。

12. 用含氯消毒液冲洗吸痰管路。

13. 清洁患者口鼻，帮助患者恢复舒适体位。

14. 指导患者多饮水，自主咳嗽，变换体位以利痰液排出。

15. 整理用物，洗手、记录、签字。

四、重点说明

1. 严格执行无菌操作，插管动作轻柔、敏捷。吸痰导管每次更换，每日做口腔护理。

2. 密切观察病情，当发现喉头有痰鸣音或排痰不畅时，应及时抽吸。

3．吸痰前后应当给予高流量吸氧，吸痰时间不宜超过 15 秒，如痰液较多，需要再次吸引，但应间隔 3~5 分钟，患者耐受后再进行。1 根吸痰管只能使用 1 次。

4．如患者痰稠，可以配合翻身叩背、雾化吸入。患者发生缺氧的症状如发绀、心率下降等症状时，应当立即停止吸痰，休息后再吸。

5．观察患者痰液性状、颜色、量。

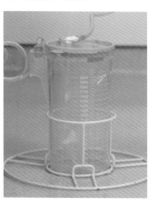
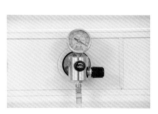

▶ 图 3-78　检查负压吸引器完好备用状态

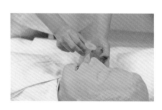
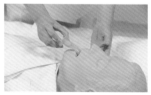

▶ 图 3-79　留置口咽通气道

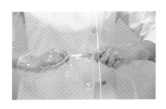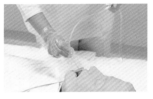

▶图 3-80　连接吸痰管，轻柔，迅速抽吸痰液

知识拓展

1. 吸痰的指征?

答：患者咳嗽无力或者有呼吸窘迫征，听诊或病床旁听到呼吸道内有痰鸣音，呼吸机高压报警，氧分压或氧饱和度突然降低等。

2. 口鼻吸痰的注意事项?

答：①按照无菌操作原则，插管动作轻柔敏捷；②吸痰前后应当给予高流量吸氧，吸痰时不得超过15秒，痰液多时需要再次吸引应间隔3~5分钟，患者耐受后再进行，且一根吸痰管只能使用1次；③患者痰液黏稠时可以配合翻身叩背、雾化吸入，患者发生缺氧的症状时如发绀，心率下降应立即停止吸痰，休息后再吸；④仔细观察患者痰液颜色、量、性状。